LA
CURE DE DÉCHLORURATION
CHEZ LES CARDIAQUES

PAR

Le Docteur JEAN DIGNE

ANCIEN INTERNE DES HÔPITAUX DE PARIS

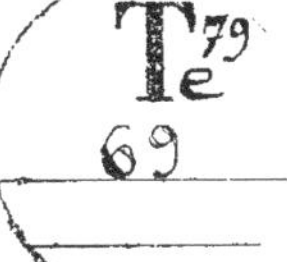

PARIS

G. STEINHEIL, ÉDITEUR

2, RUE CASIMIR-DELAVIGNE, 2

—

1905

LA
CURE DE DÉCHLORURATION
CHEZ LES CARDIAQUES

PAR

Le Docteur JEAN DIGNE

ANCIEN INTERNE DES HÔPITAUX DE PARIS

PARIS

G. STEINHEIL, ÉDITEUR

2, RUE CASIMIR-DELAVIGNE, 2

1905

A MES PARENTS

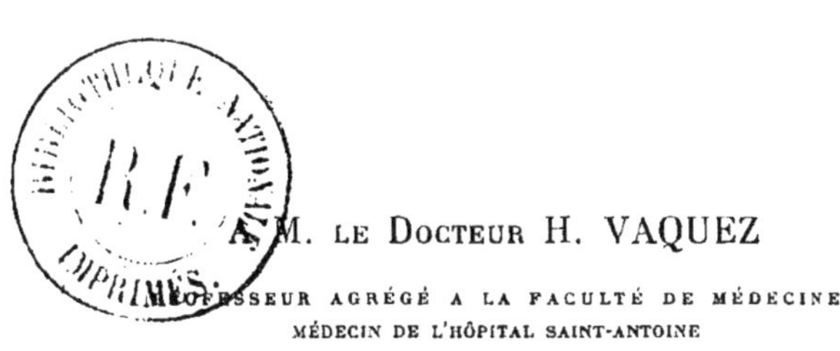

A M. le Docteur H. VAQUEZ

PROFESSEUR AGRÉGÉ A LA FACULTÉ DE MÉDECINE
MÉDECIN DE L'HÔPITAL SAINT-ANTOINE

A M. le Docteur F. WIDAL

PROFESSEUR AGRÉGÉ A LA FACULTÉ DE MÉDECINE
MÉDECIN DE L'HÔPITAL COCHIN

Hommage respectueux et reconnaissant.

CHAPITRE PREMIER

HISTORIQUE

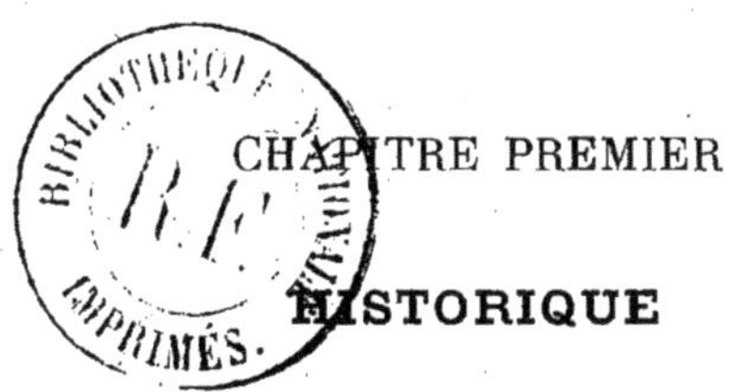

A la suite des recherches de MM. Widal, Lemierre et Javal, qui mirent en évidence le rôle essentiel du chlorure de sodium dans la pathogénie de certains œdèmes brightiques et l'heureuse influence de la cure de déchloruration, nous avons montré, avec MM. Widal et Froin, puis avec M. Vaquez, les effets de la chloruration et de la diète chlorurée sur les œdèmes cardiaques, et établi l'action du chlorure de sodium dans les différentes périodes des cardiopathies.

Avant de faire l'exposé des recherches que nous avons entreprises à ce sujet, il est intéressant de rappeler brièvement par quelle filiation la question des chlorures a pu, du champ des hypothèses, entrer dans le domaine de la pratique (1).

Le chlorure de sodium a commencé à prendre en biologie une importance considérable depuis que Winter (2) a établi, grâce à la connaissance des lois qui président à l'isotonie des liquides de l'organisme et à l'application de la cryoscopie à la médecine, le rôle du sel dans le maintien de l'équilibre osmotique des humeurs. A la suite de ces recherches, nombre d'auteurs se sont occupés de cette question, particulièrement au point

(1) On trouvera un historique complet de la question des chlorures dans la thèse de GADAUD, *la Cure de déchloruration et l'œdème brightique*. Thèse de Paris, 21 juillet 1904, n° 531.

(2) WINTER, *C. R. de l'Académie des sciences*, 11 novembre 1895, et *Archives de physiologie*, 1896, pp. 114, 287, 296, 529.

de vue de l'œdème. Théaulon (1), dans sa thèse inspirée par
Winter, a soutenu que si l'eau dans certains œdèmes était attirée
dans les tissus, c'est en raison de la majoration de l'indice de
concentration du plasma lymphatique.

MM. Hallion et Carrion (2) ont confirmé les recherches de
Winter et montré expérimentalement comment le chlorure de
sodium assure, par son extrême mobilité, la fixité de la concentration moléculaire du sang troublée par des injections salées à
des titres différents.

MM. Langlois et Richet (3) ont établi la proportion des chlorures dans les différents milieux de l'organisme et constaté que
la diète avec ou sans chlorures ne modifie nullement l'équilibre
chloré du sang.

Déjà, en 1895, Cohnstein (4) avait vu qu'en injectant du chlorure de sodium à un animal, le taux de ce sel atteignait son
maximum, d'abord, dans le sang et ensuite dans la lymphe.

MM. Achard et Loeper (5) ont constaté également que l'excès
des chlorures disparaît plus vite du sang que des sérosités.
Reichel (6) a noté que la boule d'œdème produite par l'injection
d'une solution salée persistait plus longtemps chez les brightiques que chez d'autres malades.

MM. Hallion et Carrion (7) ont, en 1899, réalisé expérimentalement l'œdème pulmonaire, en injectant dans les veines, à des

(1) Théaulon, *les Conditions pathogéniques de l'œdème et sa physiologie pathologique.* Thèse de Lyon, 1896.

(2) Hallion et Carrion, *Soc. de biologie*, 2 juin 1900.

(3) J.-B. Langlois et Ch. Richet, De la proportion des chlorures dans les
tissus de l'organisme. *Journal de physiologie et de pathologie générales,*
septembre 1900, p. 142.

(4) Cohnstein, *Arch. f. Physiol.*, 1895, Bd. LIX, p. 350.

(5) Achard et Loeper, Variations comparatives de la composition du sang
et des sérosités. *Soc. de biologie*, 15 juin 1901.

(6) Reichel, Zur Frage des Oedems bei Nephritis. *Centralblatt für innere
Medicin*, octobre 1898, n° 41.

(7) Hallion et Carrion, Contribution expérimentale à la pathogénie de
l'œdème. *Soc. de biologie*, 1899, p. 106.

chiens et à des lapins, des solutions très concentrées de sel marin.

M. Chauffard (1) a constaté, chez un malade atteint d'ictère infectieux, l'augmentation du poids, la rétention des chlorures, puis l'apparition d'un œdème à la face, à la suite d'injections répétées d'eau salée.

M. Achard (2), dans ses nombreuses recherches sur la rétention des chlorures, faites en collaboration avec MM. Loeper et Laubry, a ensuite étudié le mécanisme régulateur de la composition du sang et montré comment le sel assurait, grâce à la petitesse de ses molécules, à son extrême diffusibilité et à sa stabilité de constitution, l'équilibre osmotique des milieux de l'organisme. Il a émis ensuite l'idée que, dans la pathogénie de l'œdème, la perméabilité des parois capillaires, l'activité circulatoire, la pression sanguine, les conditions cardiaques et nerveuses jouaient leur rôle, mais qu'il fallait faire une place, non seulement au chlorure de sodium, mais aussi aux diverses substances dissoutes dans le sang. En un mot, M. Achard émettait l'hypothèse éclectique que, dans la pathogénie de l'œdème brightique, il fallait compter avec des rétentions multiples. M. Widal et ses élèves ont établi, nous le verrons, que le chlo-

(1) Chauffard, Recherches de physiologie pathologique sur un cas d'ictère infectieux. *Sem. médic.*, 1900, p. 213.

(2) Achard et Loeper, Sur le mécanisme régulateur de la composition du sang et ses variations pathologiques. *Soc. de biologie*, 30 mars 1901.

Achard et Loeper, Sur la rétention des chlorures dans les tissus au cours de certains états morbides. *Soc. de biologie*, 1901, p. 346.

Achard, Le mécanisme régulateur de la composition du sang. *Presse médicale*, 11 septembre 1901, p. 133.

Achard et Laubry, Injections salines et rétention des chlorures dans certains états morbides. *Bull. Soc. méd. des Hôp.*, 1902, p. 373.

Achard et Loeper, L'eau dans l'organisme après ligature du pédicule du rein. *Archives de méd. exp.*, janvier 1903. Rétention des chlorures dans les néphrites. *Soc. méd. des Hôp.*, 9 mai 1902.

Loeper, *Mécanisme régulateur de la composition du sang.* Thèse de Paris, 1903. G. Steinheil, éd.

Laubry, *Étude et interprétation de quelques phénomènes morbides. Rétention et crise.* Thèse de Paris, 1903. G. Steinheil, éd.

rure de sodium était la seule substance dont le médecin ait à se préoccuper dans la pathogénie de l'œdème brightique et ont montré comment, chez de tels malades, la restriction du sel alimentaire réalisait une véritable cure de déchloruration.

MM. Claude et Mauté (1) ont montré comment, après l'ingestion d'une dose connue de sel marin, variaient dans les urines des brightiques la quantité des éléments chlorés et achlorés éliminés et les points cryoscopiques; ils ont proposé d'utiliser dans les néphrites l'épreuve de la chloruration alimentaire, pour apprécier, par les formules cryoscopiques, le pronostic et les indications thérapeutiques.

MM. Ch. Richet et Toulouse (2) ont constaté, en 1899, qu'en supprimant le sel alimentaire on renforçait l'action thérapeutique des bromures. Ils pensaient que, dans un organisme dont la chloruration était diminuée, les molécules bromurées venaient se substituer aux molécules chlorurées absentes et agissaient alors sur les cellules avec plus d'efficacité.

MM. Lesné et Richet fils (3), reprenant cette question, ont apporté des faits expérimentaux confirmatifs de cette opinion; ils ont de plus constaté qu'en chlorurant les animaux on diminuait chez eux la toxicité de certains poisons.

M. Widal, dans une série de recherches cliniques, faites en collaboration avec MM. Lemierre et Javal, porta la question des chlorures dans le domaine de la pratique et, le premier, mit nettement hors de doute, dans des observations rigoureusement sui-

(1) CLAUDE et MAUTÉ, La chloruration alimentaire expérimentale dans la néphrite. *Bull. de la Soc. méd. des Hôp.*, 2 mai 1902.

MAUTÉ, *la Chlorurie alimentaire expérimentale*. Thèse de Paris, 1903.

(2) CH. RICHET et ED. TOULOUSE, Effets d'une alimentation pauvre en chlorures sur le traitement de l'épilepsie par le bromure de sodium. *C. R. de l'Académie des sciences*, 20 novembre 1899, p. 850.

E. TOULOUSE, Traitement de l'épilepsie par les bromures et l'hypochloruration. *Bull. et Mém. de la Soc. méd. des Hôp.*, 12 janvier 1900, p. 10.

(3) LESNÉ et CH. RICHET (fils), Des effets antitoxiques de l'hyperchloruration. *C. R. des séances de la Société de biologie*, 11 mars 1903.

vies et réglées avec toute la précision de l'expérimentation, le rôle
du chlorure de sodium dans la genèse de l'œdème brightique.
Déjà, en 1902, il avait établi l'action hydropigène du sel alimentaire au cours de certaines néphrites : en effet, il disait, dans
l'article « Applications cliniques de la cryoscopie », écrit avec
M. Lesné dans le tome VI du *Traité de pathologie générale* de
Bouchard, publié en 1902 (1) : « Nous avons observé récemment,
avec M. Lemierre, deux malades atteints de néphrite aiguë épithéliale chez qui l'ingestion quotidienne de 10 grammes de chlorure de sodium déterminait des œdèmes étendus que l'on pouvait
provoquer de la sorte, d'une façon pour ainsi dire expérimentale.
Ce fait met hors de doute le rôle adjuvant que le chlorure de sodium
peut jouer dans la pathogénie de certains œdèmes brightiques. »

En 1903, M. Widal établit avec M. Lemierre (2), d'une façon
indiscutable, le rôle essentiel du chlorure de sodium dans la pathogénie de l'œdème brightique et montre comment l'ingestion
des chlorures est capable, à elle seule, de faire réapparaître les
œdèmes au cours de certaines néphrites. Pour donner de cette
action une preuve évidente, M. Widal utilise l'épreuve de la
chloruration alimentaire, en faisant ingérer aux malades en observation la dose quotidienne de 10 grammes de sel pendant plusieurs
jours. Chez quatre artério-scléreux, atteints de néphrite interstitielle, l'absorption quotidienne de 10 grammes de chlorure de
sodium est parfaitement supportée et ne produit pas d'œdème.
Mais chez deux malades, atteints de néphrite épithéliale, cette
absorption fait apparaître des œdèmes considérables : en même
temps que l'œdème apparaît, on constate que le taux des chlorures éliminés reste nettement inférieur au taux des chlorures
ingérés. Le sel était donc retenu dans l'organisme au fur et à

(1) *Traité de pathologie générale* de Bouchard, t. VI, p. 686.
(2) Widal et Lemierre, Pathogénie de certains œdèmes brightiques. Action
du chlorure de sodium ingéré. *Bull. et Mém. de la Société médicale des
Hôpitaux de Paris*, 12 juin 1903.

mesure de son absorption. La suppression du sel alimentaire suffit à amener la disparition de l'hydropisie.

M. Widal montre ensuite, avec M. Javal (1), que l'élimination des chlorures est une fonction bien spécialisée dans le rein, qui peut être troublée pour son propre compte, alors que l'élimination des autres substances reste absolument normale : l'urée, les phosphates peuvent être éliminés, la perméabilité au bleu de méthylène peut demeurer intacte alors que le sel est retenu. L'insuffisance du rein à éliminer le chlorure de sodium, variable chez les brightiques d'un sujet à l'autre et d'une période à l'autre de la maladie, quelquefois très marquée, mais jamais absolue, aboutit à un syndrome qu'ils proposent d'appeler la chlorurémie, caractérisée par l'oligurie, l'hypochlorurie et fréquemment l'augmentation de l'albuminurie, la formation des œdèmes et l'augmentation du poids du corps. L'influence de la chloruration sur l'albuminurie est un fait des plus remarquables ; la courbe de l'albuminurie s'élève avec la rétention chlorurée, et l'hydratation des tissus s'abaisse avec la cure de déchloruration. L'œdème, avant de devenir apparent, est habituellement précédé par une phase d'infiltration latente des tissus, le pré-œdème, décelé par la balance. En prati-

---

(1) WIDAL et JAVAL, La cure de déchloruration. Son action sur l'œdème, sur l'hydratation et sur l'albuminurie à certaines périodes de la néphrite épithéliale. *Bull. et Mém. de la Soc. méd. des Hôp. de Paris*, 26 juin 1903.

La chloruration et la cure de déchloruration dans le mal de Bright. Étude sur l'action déchlorurante de quelques diurétiques. *Presse médicale*, n° 80, 7 octobre 1903.

Les variations de la perméabilité du rein pour le chlorure de sodium au cours du mal de Bright. *Comptes rendus des séances de la Société de biologie*, 5 novembre 1903.

La chlorurémie et la cure de déchloruration dans le mal de Bright. *Journal de physiol. et de pathol. générales*, n° 6, novembre 1903.

La dissociation de la perméabilité rénale pour le chlorure de sodium et l'urée dans le mal de Bright. *Comptes rendus des séances de la Société de biologie*, 19 décembre 1902.

WIDAL, La cure de déchloruration dans le mal de Bright. Revue critique. Conférence faite à la *Société de l'Internat des Hôpitaux de Paris*, 28 avril 1904 *Archives générales de médecine*, 21, 24 mai 1904.

quant la méthode des pesées quotidiennes, bien mise en valeur par M. Chauffard (1), on peut dépister dès son début l'hydratation de l'organisme et en noter les variations.

MM. Widal et Javal proposent, dans le traitement de l'œdème brightique, la suppression du sel alimentaire. Ils établissent que le lait ne doit ses bons effets qu'à sa faible teneur en chlorures, et qu'il est quelquefois, pour certains malades, un aliment encore trop chloruré. Ils montrent que des aliments solides, tels que viandes, pommes de terre, beurre, peuvent être avec avantage substitués au régime lacté, à condition de ne pas les additionner de chlorure de sodium. Un tel régime, capable non seulement d'arrêter le progrès des œdèmes mais encore d'en déterminer la rétrocession, réalise, comme le montrent MM. Widal et Javal, une véritable cure de déchloruration, que l'on peut renforcer, chaque fois qu'il est nécessaire, par l'action des diurétiques rénaux, dont certains constituent d'excellents médicaments déchlorurants.

A la suite des communications de M. Widal, les travaux se multiplient sur la question. Strauss (2) rapporte qu'il a constaté la disparition des œdèmes chez certains brightiques lorsqu'on produit la polyurie et la polychlorurie. MM. J. Courmont (3), Achard et Laubry (4), Achard et Paisseau (5) apportent des preuves de la nocivité du chlorure de sodium au cours de certaines maladies. MM. Claude et Moog (6) étudient les éliminations urinaires dans les néphrites parenchymateuses.

(1) CHAUFFARD, Rapport des courbes d'urines et de poids chez les asystoliques à grands œdèmes. *Soc. méd. des Hôp.*, 26 juin 1903.

(2) STRAUSS, *Therapie der Gegenwart*, mai 1903.

(3) J. COURMONT, Sur les dangers du chlorure de sodium administré aux malades en puissance d'anasarque. *Lyon médical*, 12 et 19 juillet 1903.

(4) ACHARD et LAUBRY, Accidents pseudo-méningitiques à la suite d'une ingestion saline au cours d'une pneumonie. *Bulletin Soc. méd. des Hôp.*, 9 juillet 1903.

(5) ACHARD et PAISSEAU, Sur l'œdème provoqué par les injections salines chez les nourrissons athrepsiques. *Soc. méd. des Hôp.*, 3 juillet 1903.

(6) CLAUDE et MOOG, Les éliminations urinaires dans les néphrites subaiguës diffuses, dites parenchymateuses. *Soc. méd. des hôpitaux de Paris*, 26 juin 1903.

Lorsque M. Widal eut ainsi établi l'action hydropigène du chlorure de sodium et les bienfaits de l'alimentation déchlorurée chez certains brightiques, on ne tarda pas à étudier le rôle du sel dans la pathogénie des autres œdèmes et de différentes maladies : les épanchements ascitiques [Olmer et Audibert (1), Achard et Paisseau (2), Widal, Froin et Digne (3), Chauffard (4), J. Courmont (5)], la péritonite tuberculeuse (Nobécourt et Vitry) (6), les pleurésies (Chauffard et Boidin) (7), la phlegmatia alba dolens (Chantemesse) (8), le coryza albuminurique (Jacquet) (9), les dermites exsudatrices (Ravaut) (10), l'hyperchlorhydrie (Laufer) (11), (Hayem) (12), le glaucome (Cantonnet) (13), l'hystérie (Vincent) (14).

(1) OLMER et AUDIBERT, De la rétention des chlorures dans l'ascite. *Marseille médical*, 1903, p. 591. De la rétention des chlorures dans l'ascite d'origine hépatique. *Soc. méd. des hôpitaux*, 11 décembre 1903.

(2) ACHARD et PAISSEAU, Chloruration et déchloruration dans l'ascite de cause cirrhotique et cardiaque. *Soc. méd. des hôpitaux*, 6 novembre 1903.

(3) WIDAL, FROIN et DIGNE, Discussion de la communication de MM. ACHARD et PAISSEAU. *Ibid.*

(4) CHAUFFARD, Chloruration et déchloruration dans un cas d'ascite cirrhotique. *Soc. méd. des hôpitaux*, 13 novembre 1903.

(5) COURMONT, Guérison d'une ascite dans un cas de cirrhose hypertrophique par la cure de déchloruration. *Soc. méd. des hôp. de Lyon*, 26 janvier 1904.

(6) NOBÉCOURT et VITRY, Variation de l'ascite de la péritonite tuberculeuse sous l'influence du régime déchloruré. *Soc. de pédiatrie*, 23 février 1904.

(7) CHAUFFARD et BOIDIN, Régime lacté ou cure déchlorurée comme mode de traitement des pleurésies à épanchement. *Gaz. des hôpit.*, 3 mai 1904, p. 47

(8) CHANTEMESSE, La phlegmatia alba dolens des typhiques et le régime hypochlorurique. *Bull. Académie de médecine*, 28 juillet 1903.

(9) JACQUET, Coryza chez un albuminurique, obstruction nasale prolongée, influence favorable de l'hypochloruration. *Soc. méd. des hôpit.*, 12 février 1904.

(10) RAVAUT, Un cas de dermite artificielle traitée par la cure de déchloruration. *Gaz. des hôpitaux*, 26 avril 1904.

(11) LAUFER, Note sur deux cas d'hyperchlorhydrie traités par le régime hypochloruré. *Société de biologie*, 23 janvier 1904.

(12) HAYEM, Note sur les effets du chlorure de sodium dans les gastropathies. *Soc. de biologie*, 30 janvier 1904.

(13) CANTONNET, Essais de traitement du glaucome par les substances osmotiques. *Arch. d'ophtalm.*, 15 janvier 1904.

(14) VINCENT, Des effets de l'hypochloruration alimentaire chez les hystériques. *Bull. Soc. méd. des hôpitaux*, 8 juillet 1904.

Dans les cardiopathies, qui vont faire le sujet de notre étude, on chercha, immédiatement après les communications de M. Widal sur la pathogénie de l'œdème brightique, à préciser le rôle du chlorure de sodium.

Les variations dans l'élimination des chlorures urinaires avaient déjà été signalées par différents auteurs. Neubauer et Vogel (1) avaient constaté une élimination considérable de chlorures dans la diurèse provoquée par la digitale chez deux malades, dont l'un excréta 27 grammes et l'autre 55 grammes de sel en trois jours.

Après eux, M. Huchard (2) fit la même constatation et vit, dans un cas de diurèse digitalique, le chiffre des chlorures s'élever jusqu'à 35 grammes.

A la suite de la première communication de MM. Widal et Lemierre (3), à la Société médicale des hôpitaux, sur la pathogénie de certains œdèmes brightiques et l'action du chlorure de sodium ingéré, M. Merklen (4) rapporta une observation dans laquelle, en dosant chaque jour les chlorures urinaires, au cours de la polyurie digitalique, il mettait en évidence la polychlorurie provoquée par le médicament ; cette hyperchlorurie cessa avec l'œdème. La courbe chlorurique et la courbe urinaire avaient suivi des tracés parallèles. M. Merklen concluait de cette observation que l'hydropisie asystolique, comme l'hydropisie brightique, était caractérisée par une véritable rétention de chlorure de sodium.

A l'occasion de cette communication, M. Achard disait avoir

(1) NEUBAUER et VOGEL, *Chimie biologique*. Trad. Gauthier, 2e édition.

(2) HUCHARD, *Traité de thérapeutique appliquée* de A. ROBIN, fasc. 10, p. 109.

(3) WIDAL et LEMIERRE, Pathogénie de certains œdèmes brightiques. Action du chlorure de sodium ingéré. *Bull. et Mém. de la Soc. méd. des hôpitaux*, 12 juin 1903.

(4) MERKLEN, La rétention du chlorure de sodium dans l'œdème cardiaque. *Bull. et Mém. de la Soc. méd. des hôpitaux*, 19 juin 1903.

observé, avec M. Loeper, une aggravation manifeste des symptômes chez deux asystoliques, sous l'influence de l'ingestion de 10 grammes de chlorure de sodium, et avoir constaté, avec M. Laubry, cette même aggravation et l'accroissement de l'œdème après l'injection sous-cutanée de cette même dose. M. Widal rapportait également, à cette occasion, qu'il avait vu, avec MM. Lesné et Ravaut, les œdèmes et un épanchement pleural augmenter chez un cardiaque sous l'influence de la simple injection de 10 grammes de chlorure de sodium.

M. Chauffard (1) montra ensuite comment, chez les cardiaques soumis à la médication digitalique, le poids du malade et le taux des urines variaient en sens inverse : « La courbe urinaire, disait-il, est exactement inverse de celle du poids et s'élève quand la seconde s'abaisse, descend au contraire quand le poids tend à remonter, et cela avec une précision minutieuse que démontre tout le détail des tracés. C'est le rapport des deux tracés qui est vraiment instructif, qui permet de suivre l'évolution de la cardiopathie, de contrôler l'action des méthodes thérapeutiques, de préciser les indications du régime lacté ou de la reprise alimentaire. La balance devient ainsi, comme moyen de surveillance clinique, le meilleur auxiliaire du classique bocal à urines. »

MM. Achard et Paisseau (2) constatèrent, dans un cas d'ascite volumineuse et récidivante d'origine cardiaque, que le poids du sujet montait lorsqu'il suivait le régime ordinaire de l'hôpital, restait stationnaire lorsqu'on instituait le régime déchloruré, et enfin qu'il montait de nouveau rapidement sous l'influence de l'ingestion d'une certaine quantité de sel. La diurèse subissait des variations inverses, augmentait pendant la déchloruration et diminuait brusquement avec la chloruration du régime.

(1) CHAUFFARD, Rapport des courbes d'urine et de poids chez les asystoliques à grands œdèmes. *Soc. méd. des hôp.*, 26 juin 1903.

(2) ACHARD et PAISSEAU, Chloruration et déchloruration dans l'ascite de cause cirrhotique et cardiaque. *Soc. méd. des hôp.*, Séance du 6 nov. 1903.

Avec MM. Widal et Froin (1) nous avons alors apporté neuf observations de cardiaques, chez lesquels, en établissant chaque jour le bilan chloruré, nous avons mis en lumière le rôle du chlorure de sodium dans l'œdème asystolique. Nous avons ainsi montré que, chez les cardiaques, on peut voir le poids augmenter et le pré-œdème, puis les œdèmes reparaître sous l'influence de la chloruration alimentaire. Nous avons en même temps établi que, chez de tels malades, en remplaçant le lait par un régime composé de viandes, de pommes de terre, de beurre et de pain sans sel, on pouvait voir le poids rester stationnaire ou même diminuer dans une faible proportion.

En même temps que nous, MM. Vaquez et Laubry (2) apportent cinq observations de cardiaques, chez lesquels ils ont également étudié l'action de la chloruration et de la déchloruration. Les résultats de leurs recherches sont de tous points identiques aux nôtres.

MM. Merklen, Pouliot et Harlay (3) publient des faits confirmatifs. Ils montrent, de plus, qu'on peut isoler chez les cardiaques, par l'examen des courbes urinaires, deux types principaux, comportant chacun une signification diagnostique et pronostique différente : le type hyperchlorurique et le type hypochlorurique.

L'hyperchlorurie dans ses deux formes, l'hyperchlorurie avec polyurie et l'hyperchlorurie de pléthore, est, toutes choses égales d'ailleurs, d'un pronostic favorable, impliquant des reins perméables et un cœur capable encore de réagir aux médicaments cardio-toniques. L'hypochlorurie, associée habituellement à l'oligurie, comporte, lorsqu'elle n'est pas sous la dépendance de la

(1) WIDAL, FROIN et DIGNE, La chloruration et le régime déchloruré chez les cardiaques. *Bull. et Mém. de la Soc. méd. des hôpitaux*, séance du 13 novembre 1903.

(2) VAQUEZ et LAUBRY, Le régime hypochloruré chez les cardiaques. *Ibid.*

(3) MERKLEN, POULIOT et HARLAY, L'hyperchlorurie et l'hypochlorurie chez les cardiaques. *Bull. et Mém. de la Soc. méd. des hôp.* Séance du 20 novembre 1903.

DIGNE. 2

déchloruration, une signification pronostique grave, quand elle persiste en dépit des traitements ; elle dénote alors des lésions avancées du cœur et des reins.

Enfin, dans une série de recherches faites avec M. Vaquez (1), nous avons étudié le rôle de la rétention chlorurée dans la pathogénie de l'insuffisance cardiaque, et montré comment, chez des cardiaques en état de méiopragie, soumis au repos au lit le plus complet, la simple ingestion de chlorure de sodium suffisait à provoquer non seulement l'infiltration des tissus et l'œdème, mais à la suite les phénomènes de l'insuffisance cardiaque et de l'asystolie. Nous avons ensuite mis en lumière le rôle qui revient à la rétention chlorurée dans les premières manifestations cliniques de l'insuffisance cardiaque, en dehors des périodes d'asystolie. Cette étude, poursuivie chez de nombreux cardiaques, nous a permis d'établir la valeur de l'épreuve de la chloruration alimentaire comme méthode d'exploration de l'état fonctionnel du cœur. Bien avant la période de l'asystolie confirmée, elle nous donne des renseignements précieux sur le degré de l'insuffisance cardiaque et constitue à cet égard un moyen précieux de diagnostic et de pronostic.

Peu après ces premières communications, nous avons, avec M. Vaquez, précisé les indications de la cure de déchloruration dans les cardiopathies et déterminé les règles de l'hygiène et de la thérapeutique applicable à ces maladies.

Ce sont ces recherches, faites avec nos maîtres, M. Widal et M. Vaquez, que nous allons exposer dans ce travail.

(1) VAQUEZ et DIGNE, De l'asystolie survenant au repos. Rôle de la rétention chlorurée dans la pathogénie de l'insuffisance cardiaque. *Bull. et Mém. de la Soc. méd. des hôp.* Séance du 23 juin 1905.

Du mode de l'élimination du chlorure de sodium chez les cardiaques en dehors des périodes d'asystolie. *Bull. et Mém. de la Soc. méd. des hôpit.* Séance du 7 juillet 1905.

La cure de déchloruration au cours des maladies du cœur. *Bull. et Mém. de la Soc. méd. des hôp.* Séance du 28 juillet 1905. *Tribune médicale*, 19 août 1905, p. 517.

CHAPITRE II

LES CONDITIONS D'OBSERVATION

Nous avons cherché à établir l'action du chlorure de sodium
ingéré et son mode d'élimination dans les affections cardiaques,
au cours de leur évolution, depuis le moment où apparaissent les
premières manifestations cliniques de l'insuffisance cardiaque
jusqu'à la période de l'asystolie confirmée.

Notre étude a porté sur 24 malades atteints de différentes lésions
cardiaques. De propos délibéré, nous avons écarté de notre étude
tout sujet atteint de cachexie cardiaque, qui, à priori, ne doit pas
réagir davantage à l'alimentation déchlorurée qu'il ne réagit aux
médicaments.

Pour déterminer de la façon la plus rigoureuse l'influence du
sel alimentaire et l'existence de la rétention chlorurée, il faut
observer certaines conditions et imposer aux malades certaines
règles diététiques.

Il est de toute nécessité, pour pouvoir établir le bilan des
échanges chlorurés, de connaître exactement la quantité de sel
ingéré au cours des périodes d'épreuve. Pour cette apprécia-
tion nous avons utilisé la méthode de la chloruration alimentaire.

Cette méthode consiste à faire absorber au sujet une certaine
quantité de chlorure de sodium, donnée en supplément dans un
régime dont on connaît la teneur en chlorures ; elle permet

ainsi d'étudier les variations de l'élimination chlorurée, d'établir le bilan des entrées et des sorties et d'apprécier le degré de la rétention.

Ce procédé a été employé, pour la première fois, dans les maladies de la nutrition, par Kaupp (1), qui donnait à ses malades une dose supplémentaire de 5 à 30 grammes de sel par 24 heures. Depuis, il a été mis en usage par Howitz, Roehrick et Wiki (2), dans leurs études sur la rétention chlorurée chez les pneumoniques ; par Achard, Loeper et Laubry (3), pour établir la rétention des chlorures au cours de certains états morbides ; par Marischler (4) pour étudier cette rétention dans les maladies des reins. MM. Claude et Mauté (5) ont utilisé cette méthode, sous le nom de chlorurie alimentaire expérimentale, pour noter les variations des points cryoscopiques des urines de brightiques, et baser sur cette étude le pronostic et les indications thérapeutiques des néphrites.

L'épreuve de la chloruration alimentaire a été employée par M. Widal chez les brightiques et les cardiaques, pour étudier la rétention des chlorures et régler chez eux la chloruration du régime alimentaire.

« Pour établir rigoureusement le bilan des chlorures absorbés et rendus, disent MM. Widal et Javal (6), il ne suffit pas d'ajouter

(1) Kaupp, Beiträge zur Physiologie des Harns. *Arch. für physiologische Heilkunde*, 1855.

(2) Röhrick et Wiki, Note sur l'élimination urinaire des chlorures dans la pneumonie franche. *Revue médicale de la Suisse romande*, 1902, p. 412.

(3) Achard et Loeper, Sur la rétention des chlorures dans les tissus au cours de certains états morbides. *Comptes rendus de la Soc. de biol.*, 23 mars 1901, p. 346. — Loeper, Thèse citée. — Laubry, Thèse citée.

(4) Marischler, Ueber den Einfluss des Chloruatriums auf die Ausscheidung der kranken Niere. *Arch. für Verdauungskrankheiten.* Bd. VII, p. 332, 1901.

(5) Claude et Mauté, La chlorurie alimentaire expérimentale dans la néphrite. *Bull. de la Soc. méd. des hôpil.*, 1903, p. 373.

(6) Widal et Javal, La chlorurémie et la cure de déchloruration dans le mal de Bright. *Journ. de physiol. et de pathol. générales*, n° 6, novembre 1903.

au régime une dose donnée de chorure de sodium, il faut encore prendre soin de noter la composition du régime alimentaire et calculer aussi exactement que possible la quantité totale des chlorures ingérés, avant, pendant et après cette épreuve de déchloruration. » Cette épreuve est des plus faciles à pratiquer. Pour connaître la quantité de sel ingéré, il suffit de mettre le malade au régime lacté (la teneur du lait en sel varie de 1 gr. 30 à 1 gr. 80 par litre; on peut prendre comme moyenne 1 gr. 55), ou à un régime composé de pain, viandes, légumes, sans sel (ces aliments ainsi préparés renferment toujours une petite quantité de sel, dont la moyenne pour un repas a été évaluée par M. Javal à la dose de 1 gramme à 1 gr. 50), et d'ajouter à ce régime une quantité connue de chlorure de sodium, 5, 10 ou 15 grammes. En dosant les chlorures urinaires, il est facile d'établir ainsi le rapport entre les chlorures ingérés et les chlorures éliminés; les pesées quotidiennes faites concurremment renseignent, comme l'a montré M. Chauffard, sur l'existence de la rétention et sur ses variations.

A l'état normal, le sel ingéré est éliminé presqu'en totalité par les urines; comme l'organisme ne peut fabriquer des chlorures, il en résulte que, dans les conditions physiologiques ordinaires, l'homme excrète en fait de chlorures une quantité presque équivalente à celle qu'il ingère. Les matières fécales, surtout quand elles sont diarrhéiques (1), les vomissements, la sueur et l'expectoration, quand elles sont abondantes, peuvent en renfermer une certaine quantité. Mais, en dehors de ces cas, on peut, dans les conditions habituelles de l'observation, ne pas tenir compte de ces voies accessoires d'excrétion. Il y a chaque jour des variations en plus ou en moins dans l'élimination chlorurée, mais, en établis-

(1) JAVAL, De l'élimination du chlorure de sodium par les fèces. *Comptes rendus de la Soc. de biologie*, 4 juillet 1903.

Les matières fécales ne contiennent habituellement que des traces de chlorures, o gr. 10 à o gr. 20 ; en cas de diarrhée, au contraire, elles peuvent en contenir jusqu'à 4 gr. 64.

sant le bilan des chlorures pendant une période de quatre jours en moyenne, on peut constater qu'il y a, à l'état normal, sensiblement égalité entre la quantité ingérée et la quantité éliminée.

Chacun de nos malades a été soumis, autant que possible, au régime lacté exactement mesuré, ou à un régime alimentaire composé de pain déchloruré, viandes et légumes, préparés sans sel, beurre, aliments donnés en quantité sensiblement égale tous les jours ; même quantité également de liquide. Ces régimes avaient ainsi constamment la même teneur en albuminoïdes et étaient maintenus isohydriques et isothermiques, comme l'ont recommandé MM. Widal et Javal (1), de façon à fournir quotidiennement à l'organisme, pendant toutes les périodes d'épreuve, la même quantité d'eau et le même nombre de calories.

En opérant de la sorte, nous étions assurés que les variations de l'albuminurie ou de l'hydratation observées chez le sujet ne pouvaient pas être attribuées à des écarts dans la quantité des albuminoïdes de l'alimentation ou des boissons ingérées.

La quantité de sel prescrite pour les vingt-quatre heures était toujours exactement pesée, puis ajoutée, en général en totalité, au moment même du repas, aux aliments préparés. Mais, quand la dose de sel dépassait 8 à 10 grammes, nous la donnions de préférence, la moitié en cachets de 0 gr. 50 à 1 gramme, l'autre moitié avec les aliments.

Les cachets sont habituellement bien supportés, à condition qu'ils ne contiennent qu'une quantité minime de sel et qu'ils soient absorbés à des intervalles assez espacés. D'ailleurs, dans la pratique de la chloruration alimentaire, il convient, généralement, de consulter le goût du malade, dont l'appétit pour le sel est très variable, pour savoir de quelle façon la quantité prescrite devra être administrée. On évite de la sorte la sensation de soif, les nausées, les vomissements qui suivent quelquefois

(1) WIDAL et JAVAL, La chlorurémie gastrique. *Comptes rendus de la Société de biologie*, 19 mars 1904.

l'absorption massive d'une quantité de sel même modérée ; les malades prennent de cette façon le sel avec plaisir et suivent plus docilement le régime qui leur a été prescrit.

Nous avons pris systématiquement la courbe du poids, chez tous nos malades, pendant la période d'observation. Le poids était pris chaque matin à 8 heures, le malade étant à jeun et vêtu toujours du même vêtement ; on avait soin de le faire toujours uriner dans le bocal contenant les urines de la veille, immédiatement avant de monter sur la bascule. Ces conditions sont très importantes à observer pour avoir des poids rigoureusement comparables, dont la courbe nous permette de dépister les infiltrations à leur début et de surveiller les variations de la rétention et de l'hydratation.

On recueillait, d'une façon absolument exacte, les urines des vingt-quatre heures tous les matins à 8 heures, au moment de la pesée. Nous avons utilisé, pour le dosage des chlorures urinaires, la méthode de Volhardt et celle de Deniges.

Nous avons toujours tenu compte des vomissements ou des selles diarrhéiques, qui sont, dans certains cas, comme nous l'avons vu, des voies d'élimination pour les chlorures, constituant alors, d'après l'expression de M. Widal, une « déchloruration de fortune ».

C'est en nous plaçant dans ces conditions d'exactitude et en établissant, avec une observation clinique méthodiquement suivie, le bilan des échanges chlorurés et la courbe du poids, que nous avons pu mettre en évidence l'action du chlorure de sodium dans les cardiopathies aux différentes périodes de leur évolution et attribuer à elle seule certains symptômes que nous avons constatés.

A presque toutes nos observations sont annexés des tableaux synoptiques détaillés, permettant de suivre les variations des excrétions urinaires, les oscillations du poids sous l'influence de la chloruration et de la déchloruration. Dans ces tableaux nous avons inscrit, sur la même ligne et en regard de chaque date, le volume des urines, la quantité des chlorures et autres substances éliminés, le chiffre du poids du corps, avec le régime alimentaire et les médicaments de la veille. De cette façon, on peut facilement comparer, dans le détail, les différents régimes imposés aux malades, avec les variations de son poids et de son hydratation, de ses œdèmes, de son albuminurie et de sa déchloruration.

Nous rapporterons avec nos observations les cas qui ont été publiés par différents auteurs dans des communications sur la même question.

CHAPITRE III

CHLORURATION ET ÉLIMINATION CHLORURÉE
DANS LA PÉRIODE D'ASYSTOLIE

Les observations que nous allons rapporter dans ce chapitre concernent des sujets arrivés à l'hôpital en pleine crise asystolique ou dans la période qui suit cet accès, avec ou sans œdème apparent. En faisant varier chez eux la chloruration alimentaire et en établissant le bilan chloruré, nous avons pu nous rendre compte de l'action du chlorure de sodium ingéré à cette période des cardiopathies et de son élimination.

Observation I.

Un malade de 70 ans, ayant souffert autrefois de rhumatisme articulaire aigu, entre à l'hôpital Cochin présentant depuis quatre mois de l'essoufflement et des œdèmes.

Le foie est gros, le cœur est arythmique, le poumon est atteint de congestion à la base gauche.

Sous l'influence du repos au lit et de trois jours de régime lacté, les œdèmes diminuent rapidement, le cœur se régularise et laisse entendre un souffle systolique à la pointe ; le poids tombe de 2 kgr. 650. Pendant cette courte période, le malade avait ingéré 11 gr. 90 de chlorures et en avait éliminé 29 gr. 48 par les urines. Les urines éliminent plus du double du chlorure de sodium ingéré.

Pendant une période de huit jours le malade est soumis à la déchloruration alimentaire. On lui fait absorber quotidiennement 10 grammes de chlorure de sodium dans un demi-litre de bouillon préparé sans sel. On réduit la ration quotidienne de lait à 2 litres, de sorte que le régime est maintenu isohydrique. Or, pendant les huit jours de ce régime, le poids s'élève lentement mais progressivement et augmente au total de 1 kgr. 350. Pendant les cinq premiers jours de cette période, le malade avait souffert d'une diarrhée abondante. Durant cette seconde période, le malade avait absorbé 102 gr. 20 de chlorures et en avait éliminé 69 grammes par les urines.

Observation II.

Il s'agit d'un homme de 20 ans, qui, à la suite d'un rhumatisme articulaire aigu avec endocardite, contracté il y a deux ans, n'a cessé depuis cette époque de souffrir de vertige, de dyspnée. Il entre à l'hôpital Cochin avec de la congestion des deux bases, une dyspnée intense, un foie très volumineux. Le cœur est augmenté de volume et sa pointe bat dans le 6e espace intercostal. L'auscultation révèle un souffle d'insuffisance mitrale et un souffle d'insuffisance tricuspidienne. Pas d'albumine dans les urines. Notons que ce sujet présente une ascite abondante.

Chez cet homme mis au repos et au régime lacté (3 litres), le poids tomba progressivement de 2 kgr. 300 en six jours. Le chiffre total de chlorures ingérés pendant cette période avait été de 28 gr. 90 ; celui des chlorures éliminés par les urines avait été de 36 gr. 25. Pendant les sept jours suivants, soumis à un régime isohydrique, il absorba, en plus de son régime alimentaire, la dose quotidienne de 10 grammes de chlorure de sodium. Sous cette influence, le poids s'élève pour la période de 7 kgr. 200, soit 1 kilogramme environ par jour. La rétention était telle que pendant cette période le malade ne rendit que le quart environ des chlorures ingérés. Sous l'influence de la théobromine et de la diurétine, on obtient une déchloruration urinaire rapide.

Observation III.

Une femme de 72 ans entre à l'hôpital Cochin en pleine crise d'asystolie, avec de l'œdème très marqué des membres inférieurs, une dyspnée intense, de la congestion des deux bases, un gros foie, sans ascite. Le cœur était volumineux, les bruits aortiques étaient assourdis, l'arythmie était très marquée.

On entendait un souffle au premier temps et à la pointe. Le pouls était petit, rapide et irrégulier, les urines rares et non albumineuses.

Pendant une première période, la malade fut soumise au repos et au régime lacté (2 litres de lait) pendant cinq jours. Les chlorures étaient largement éliminés dans une proportion un peu supérieure à celle où ils étaient absorbés, et le poids resta stationnaire pendant la période, n'augmentant que de 800 grammes au total.

Pendant les six jours suivants, la malade fut mise au régime ordinaire de l'hôpital (4e degré). La diurèse pendant cette période diminue ; l'élimination urinaire des chlorures fut très restreinte et le poids s'éleva progressivement de 3 kgr. 650.

L'œdème, pendant cette période, devint plus marqué aux membres inférieurs et la dyspnée plus intense.

La malade fut mise alors, pendant quatre jours, au régime déchloruré (pain, viande, pommes de terre, beurre). Le poids à partir de ce moment reste stationnaire et s'abaisse même de 850 grammes pour la période.

Observation IV.

Notre quatrième observation est celle d'un homme de 49 ans, ancien rhumatisant, ayant présenté, l'année dernière pour la première fois, de la dyspnée avec œdème péri-malléolaire.

Il était entré à l'hôpital Cochin en état d'hyposystolie avec de la dyspnée, des râles de congestion aux bases, un foie gros et douloureux, sans ascite, et un léger œdème des membres inférieurs. Les urines, rares, contenaient des traces d'albumine, les battements du cœur étaient faibles et irréguliers. L'auscultation permit de reconnaître des signes de rétrécissement mitral (roulement présystolique et dédoublement du second temps) lorsque les battements cardiaques se furent régularisés. Dès le lendemain de l'entrée à l'hôpital, sous l'influence du repos, l'œdème des membres inférieurs avait déjà disparu.

Pendant une première période de trois jours, le malade est mis au régime lacté (3 litres) ; sous cette influence, il perdit 5 kgr. 500 de son poids en ce court espace de temps.

Pendant une seconde période de sept jours, le malade est mis au régime déchloruré (pain déchloruré, 400 grammes ; viande déchlorurée, 300 grammes ; pommes de terre, 500 grammes ; beurre, 50 grammes) ; dans le même temps, on donne chaque jour au malade 2 litres et demi de boisson. Sous cette influence le poids reste stationnaire, puisqu'il ne diminua que de 650 grammes pour cette période. Les traces d'albumine, qui jusque-là avaient été impondérables dans l'urine, disparurent complètement ; les chlorures furent éliminés en quantité égale à celle absorbée ; la diurèse était relativement abondante, et le malade, très satisfait de son régime, se sentait aller de mieux en mieux.

Durant une troisième période de trois jours, le malade fut laissé au même régime déchloruré, mais on ajouta quotidiennement la dose

Tableau de l'observation IV

NUMÉROS des épreuves	DATES	RÉGIMES ALIMENTAIRES							TOTAL des chlorures ingérés	TOTAL des chlorures urinaires	PHOSPHATES	URÉE	ALBUMINE	Δ	QUANTITÉ des urines	POIDS du corps
		Pain déchloruré.	Viande.	Pommes de terre.	Beurre.	Boissons.	NaCl alimentaire.		gr.	gr.	gr.	gr.	gr.		gr.	kil.
1	22 octobre	Lacté simple. 3 litres.					5,10		5,10	29,59	2,58	37,12	Traces	— 0,62	5,500	66,250
	23 —	»					»		5,10	23,40	2,50	27	»	— 0,59	5,000	63,050
	24 —	»					»		5,10	20,24	2,59	27,30	»	— 0,72	4,550	60,750
2	25 octobre	400 gr.	300 gr.	500 gr.	50 gr.	2 lit.1/2	1,50		1,50	11,86	3,32	30,57	»	— 0,66	3,500	59,700
	26 —	»	»	»	»	»	»		1,50	0,96	3,04	29,74	»	— 0,94	2,050	59,950
	27 —	»	»	»	»	»	»		1,50	1,76	2,32	31,19	0	— 0,96	2,150	59,700
	28 —	»	»	»	»	»	»		1,50	2,48	1,48	28,56	0	— 0,87	2,125	59,650
	29 —	»	»	»	»	»	»		1,50	1,86	1,58	37,24	0	— 0,90	2,000	59,950
	30 —	»	»	»	»	»	»		1,50	1,63	5,20	35,10	0	— 0,97	2,000	59,950
	31 —	»	»	»	»	»	»		1,50	0,99	1,87	34,10	0	— 0,99	1,700	60,100
3	1er novembre	»	»	»	»	»	»	+10 gr. NaCl.	11,50	1,81	1,98	27,49	0	— 1,15	1,550	61,000
	2 —	»	»	»	»	»	»	»	11,50	2,73	1,67	22,74	0	— 1,26	1,300	62,150
	3 —	»	»	»	»	»	»	»	11,50	3,21	1,70	21,12	Traces	— 1,28	1,100	62,100
4	4 novembre	»	»	»	»	»	»		1,50	6,08	1,28	30,24	0	— 0,84	2,000	62,750
	5 —	»	»	»	»	»	»		1,50	2,44	1,44	29,18	0	— 0,89	1,900	62,300
	6 —	500 gr.	»	»	»	»	»		1,50	3,55	1,29	24,37	0	— 0,93	1,900	62,550
	7 —	»	250 gr.	400 gr.	»	»	»		1,50	1,94	1,41	26,53	0	— 0,76	1,750	62,700

supplémentaire de 10 grammes de chlorure de sodium à ce régime.

Sous l'influence de cette chloruration alimentaire, le poids du malade augmenta en trois jours de 2 kgr. 800. Les traces impondérables d'albumine réapparurent dans les urines, la diurèse diminua de moitié environ et le bilan des chlorures montra une rétention très marquée puisque le le malade, ayant absorbé environ 34 gr. 50 de chlorures, n'en avait éliminé que 7 gr. 75. Malgré cette augmentation du poids, on n'avait pas noté d'œdème apparent ; l'infiltration des tissus s'était faite sous forme de pré-œdème.

Pendant une quatrième période de quatre jours, le malade fut mis au régime déchloruré avec suppression, cette fois, des 10 grammes de chlorure de sodium supplémentaires. Sous cette influence, comme la première fois, le poids resta stationnaire, se maintenant au chiffre où l'avait pris le nouveau régime. Nous n'avons noté, en effet, qu'une diminution de 200 grammes pour la période. Les traces d'albumine disparurent immédiatement de l'urine, la diurèse s'éleva et se maintint au chiffre où elle était pendant la seconde période. Les chlorures furent éliminés dans les urines en quantité légèrement supérieure à celle absorbée.

Chez ces quatre malades nous voyons, sous l'influence d'une ingestion supplémentaire de chlorure de sodium, les tissus s'infiltrer et le poids du corps s'élever.

Dans l'observation I, le poids, il est vrai, ne s'est que faiblement accru, soit de 1 kgr. 350 en huit jours et le chlorure ingéré a été, d'ailleurs, presque totalement éliminé.

Dans les observations II et IV, au contraire, nous voyons, sous l'influence du sel ingéré, les œdèmes se développer rapidement et le poids augmenter, chez un sujet, de 7 kgr. 200 en sept jours, et chez l'autre de 2 kgr. 800 en trois jours, c'est-à-dire dans des proportions aussi considérables que chez des brightiques en état de rétention chlorurée. Le bilan des chlorures établi chez ces deux malades a montré, d'ailleurs, que chez eux presque tout le sel ingéré avait été retenu.

Dans l'observation III, sous l'influence de l'alimentation ordinaire de l'hôpital (4ᵉ degré), le poids augmente de 3 kgr. 650 en six jours, la diurèse et l'élimination des chlorures sont très diminuées.

Si nous nous reportons maintenant à l'état de ces cardiaques, nous voyons que le malade de l'observation I présentait une arythmie très marquée à son entrée à l'hôpital, celui de l'observation II portait une ascite très abondante, et que celui de l'observation III, comme celui de l'observation IV, était arythmique et présentait un gros foie.

En un mot, les sujets chez lesquels nous avons vu réapparaître les œdèmes, sous l'influence de la chloruration alimentaire, présentaient une meiopragie fonctionnelle de leur muscle cardiaque ou une gêne de la circulation porte par foie cardiaque.

Dans les observations suivantes, publiées par MM. Vaquez et Laubry, il s'agit de malades qui ont présenté également une sensibilité très nette à l'ingestion des chlorures. Chez eux cette épreuve a déterminé des troubles notoires, une augmentation de l'œdème ou la réapparition de crises d'œdème pulmonaire, coïncidant avec une rétention chlorurée très marquée.

Observation V (1).

R..., colporteur, 41 ans, entre, le 30 mai 1903, salle Lorain, lit n° 11, à l'hôpital Saint-Antoine, pour une attaque d'asystolie.

Histoire de la maladie et antécédents personnels. — Aucune maladie infectieuse dans l'enfance, mais des troubles dyspnéiques, qui font penser à une lésion cardiaque déjà constituée.

A 17 ans, arthrite non blennorrhagique du genou droit, traitée par les pointes de feu et l'immobilisation.

A 18 ans, pleurésie gauche, guérissant au bout d'un mois, sans ponction.

Pendant son service militaire, supporta difficilement les marches et les exercices, et s'est fait le plus souvent dispenser. Néanmoins, est envoyé aux colonies, n'est atteint d'aucune maladie infectieuse, mais y contracte des habitudes d'absinthisme et présente des accidents.

A 26 ans, chancre induré de la verge et accidents syphilitiques.

Depuis six ans, époque où il eut une crise dyspnéique plus longue et

(1) Observation publiée par MM. Vaquez et Laubry à la *Société médicale des hôpitaux*, le 13 novembre 1903.

plus pénible que les crises habituelles, pour laquelle il fut soigné pendant huit mois à Lariboisière (service du docteur Tapret), le malade fait de nombreux séjours dans différents services, s'efforçant en vain de reprendre son métier de colporteur, les périodes de calme devenant toujours plus courtes. Il fait ainsi une dizaine de séjours, de quinze jours à six semaines, tant à l'hôpital Laënnec, où on lui ponctionne une pleurésie gauche, qu'à Saint-Antoine, chez le professeur Hayem.! Chaque fois il se plaint de dyspnée violente. Ses jambes sont enflées, ses extrémités froides et cyanosées; il tousse et son expectoration est abondante et spumeuse.

La crise qui nécessite sa dernière entrée a été particulièrement violente. Elle l'a surpris dans la rue, le contraignant à une immobilité absolue, s'accompagnant d'une violente douleur irradiée à l'épaule droite. Transporté dans le service du professeur Hayem, on pratiqua une saignée immédiate, et on lui administra de la digitaline. Huit jours après, il passa à la salle Lorain.

Examen du malade. — Facies cyanosé, avec œdème des extrémités inférieures remontant jusqu'aux cuisses. Éruption polymorphe papuleuse et papulo-pustuleuse, prurigineuse, apparaissant au moment de chaque crise, au dire du malade, et disparaissant avec elle.

Au cœur, la pointe bat dans le cinquième espace intercostal.

A la percussion, l'aire de la matité cardiaque est plutôt transversale, la limite droite dépassant de quelques millimètres le bord droit du sternum, sa surface étant de 75 centimètres carrés.

A l'auscultation, on constate un rythme de galop à maximum droit et un souffle doux, systolique, au niveau de l'appendice xiphoïde (s. triscupidien).

Le pouls est à 100, petit, filiforme. Tension artérielle, 13 à 14 centimètres.

Les jugulaires, superficielles, animées de battements, dessinent leurs valvules.

Le foie dépasse les fausses côtes d'au moins deux travers de doigts.

Rien au poumon. Rien dans les urines (1.500 grammes).

On prescrit le repos et le régime lacté.

Le 8 *juin*, même état et mêmes signes: on administre de l'extrait de muguet.

Le 10, cyanose et dyspnée plus intense. Aucune modification dans les signes physiques. On prescrit 0 gr. 30 de digitale et théobromine.

Du 10 au 15, la diurèse se maintient aux environs de 2 litres, avec euphorie nette. Tension, 12 centimètres. Souffle tricuspidien.

Du 25 *juin* au 13 *juillet*, le malade est dans un état relativement satisfaisant, supportant assez difficilement le régime lacté, mais repris de crises d'étouffements, de gêne et d'insomnie, dès qu'on tente une alimentation substantielle.

Tableau de l'observation V.

DATES	NATURE DU RÉGIME	DÉTAIL DU RÉGIME	Chlorures du régime	Chlorures supplém.	Quantité d'urine	Chlorures par litre	Chlorure total	URINE
			gr.	gr.	lit.	gr.	gr.	
11 juill.	Régime lacté [1]	2 l. lait stérilisé. 1/2 l. tisane.	3,20	»	1,200	0,59	6 »	»
12	—	—	3,20	»	1,300	0,45	5,85	»
13	Régime mixte	Lait 2 l. Bouillon 0 l. 500. 4 œufs. 100 gr. pain ordinaire....	3,20	7,50	1,300	10 »	13 »	»
19	—	—	3,20	7 50	1 »	10 »	10 »	»
20	—	—	3,20	7 50	1 »	0,72	7,20	»
21	—	—	3,20	7 50	1,500	4 »	6 »	»
22	Chlorurie alimentaire	Lait 1 l. Bouillon 1 l. Tisane 1 l.	1,60	15 »	1 »	0,72	7,20	»
23	—	—	1,60	15 »	1 »	0,70	7 »	»
24	—	—	1,60	15 »	1,500	0,50	7 50	»
25	Régime déchloruré [2]	Lait 1 l. 50. 300 gr. légumes. 4 œufs. Pain déchloruré 250 gr...........	2,40	»	1,500	0,52	7,50	»
26	—	—	2,40	»	1 »	0,69	6 »	»
27	— [3]	—	2,40	»	1 »	6,60	6,60	»
28	—	—	2,40	»	0,750	6,60	5,20	»
29	—	—	2,40	»	1 »	7,20	7,20	»
30	—	—	2,40	»	1 »	5 »	5 »	»
31	—	—	2,40	»	1 »	4 »	4 »	»
1er août	—	—	2,40	»	0,750	2,80	1 96	»
2	—	—	2,40	»	1 »	4,05	4 05	»
4	—	—	2,40	»	0,800	3,60	2 88	»
5	Rég. mixte [4]	Lait stérilisé 2 l. Potage 0 l 500. Légumes 300 gr..	Environ 7,35 à 7,50		2 »	4,35	9,70	»
6	—	—	—		2,100	5,60	11,96	»
8	—	—	—		2 »	5,60	9,20	»
11	—	—	—		1,800	6,20	11,20	»
13	— [5]	—	—		2 »	8,40	16,80	»
23 oct.	—	—	—		1,500	9,40	14,10	»
24	—	—	—		1,500	6,80	10,20	»
26	—	—	»		2 »	8,20	16,40	»
29	Chlorurie alimentaire	1 l. bouillon. 1 l. lait. 100 gr. soupe. Légume 300 gr. Pain déchloruré.........	3,80 à 12	»	1,900	0,90	17,10	-1,16
30	—	—	3,80 à 12	»	1,880	0,90	17 »	-1,17
31	—	—	3,80 à 12	»	1,900	0,90	17,10	-1,20
1er nov.	Rég. mixte	Lait stérilisé 2 l. Potage 0 l. 500. 300 gr. légumes, œufs et viande..........	Environ 7 grammes		1,600	0,80	12,80	»
2	—	—	—		2,100	7 »	14,70	»

1. Digitale, 0 gr. 30. — 2. Dyspnée, vomissements. — 3. Amélioration relative. — 4. Théobromine, 2 gr., et digitale, 0 gr. 30. — 5. Euphorie parfaite.

On commence à régler, dès lors, son alimentation sur le dosage des chlorures.

Du 13 au 22 *juillet*, l'alimentation ordinaire, assez fortement chlorurée, est assez mal tolérée. La dyspnée persiste, tolérable, avec quelques crises plus fortes ; accentuée le 23, à la suite d'une épreuve de chlorurie alimentaire poursuivie pendant trois jours.

Le 25, on redonne à nouveau la digitale, 30 centigrammes, en macération, avec un régime lacté et strictement déchloruré. Amélioration relative.

Le 5 *août*, on institue la théobromine, et, à la suite de la crise chlorurique qui se produit, on permet au malade l'usage d'un régime très pauvre en chlorures.

A partir de cette date, aucun trouble fonctionnel, et, bien qu'une épreuve de chlorurie alimentaire ait été parfaitement supportée, le malade n'en continue pas moins le régime qui lui a si parfaitement réussi.

L'état actuel est entièrement satisfaisant.

Observation VI (1).

L..., 55 ans, entre à l'hôpital Saint-Antoine, salle Lorain, lit n° 20, le 8 octobre 1903.

Antécédents personnels. — Deux attaques de rhumatisme articulaire aigu, en 1879 et en 1893, ayant laissé après elles une lésion cardiaque, constatée pour la première fois en 1894 à l'occasion d'une complication pulmonaire.

A partir de ce moment, le malade est en proie à une série de malaises qui vont s'accentuant : faiblesse progressive, dyspnée d'effort, œdème malléollaire de plus en plus prononcé.

Au mois d'août dernier, se présente à la consultation de Saint-Antoine, en pleine attaque d'asystolie (dyspnée, anasarque, oligurie, dilatation du cœur droit). A la suite d'un repos à l'hôpital, et sous l'influence de la digitale, il sort pleinement amélioré, mais, s'étant remis au travail, une nouvelle crise l'oblige à entrer à l'hôpital.

Examen du malade. — Aspect d'un asystolique assis avec teinte subictérique très prononcée, anasarque, œdème scrotal.

A l'inspection du cœur, on ne voit pas le choc de la pointe. Celle-ci, difficile à sentir à la palpation, bat dans le cinquième espace au niveau du mamelon.

---

(1) Observation publiée par MM. Vaquez et Laubry à la *Société médicale des hôpitaux*, le 13 novembre 1903.

— 34 —

A la percussion, le cœur offre une matité allongée transversalement, l'aire de matité dépassant d'un travers de doigt le bord droit sternal.

A *l'auscultation*, on perçoit une diminution d'intensité des battements cardiaques, une irrégularité, mais ne masquant nullement un roulement présystolique continué par un souffle systolique, à timbre dur, se prolongeant dans la région axillaire.

Tableau de l'observation VI.

DATES	NATURE DU RÉGIME	DÉTAIL DU RÉGIME	Chlorures du régime	Chlorures supplém.	Quantité d'urine	Chlorures par litre	Chlorure total	Δ urine
			gr.	gr.	lit.	gr.	gr.	
26 oct.	Régime lacté [1]	1 lit. de lait. 1 lit. de tisane.	1,60	»	1,900	1,10	2,10	-0,79
27	—	—	1,60	»	1,400	2,20	2,80	-0,78
28	—	—	1,60	»	1,400	2 »	2,80	-0,77
29	Chlorurie alimentaire [2].	1 lit. de lait. 01.750 bouillon.	1,60	7,50	0,900	2,40	2,16	-0,80
30	—	01.500 lait. 01.5C0 bouillon.	0,80	5 »	0,300	2 »	0,60	-1
31	Diète hydrique (digitale 0,30)	Eau lactosée 2 litres.......	»	»	0,950	1,80	1,70	»
1er nov.	— [3].	1 lit. lait. 01.500 eau lactosée	1,60	»	1,100	4,50	4,95	-0,78
2	— [4].	2 lit. 50 lait.............	4 »	»	1,7C0	3,40	5,78	»
3	—	—	4 »	»	3,500	3,60	12,60	»
4	Rég. déchlor.	Lait 1 l. 500. 100 gr. pommes de terre. 40 gr. beurre. 50 gr. pain.............	2,10	»	19,00	3,20	6,08	»
5	—	Lait 1 lit. Tisane 0,25. 100 gr. pommes de terre. 40 gr. beurre. 100 gr. pain....	1,60	»	1,800	2 »	3,60	»
6	—	—	1,60	»	1,400	2,30	3,22	»
7	Régime lacté absolu [5].	1 lit. 50 de lait...........	2,10	»	0,850	0,17	1,50	»

1. Le malade supporte difficilement son lait. Vomissements.
2. Dyspnée intense, œdème plus marqué. Augmentation nette de l'œdème pleural.
3. Digitale, 0 gr. 30.
4. Avec la diurèse, diminution des troubles fonctionnels et diminution notable de l'œdème des membres et pleural.
5. L'euphorie se maintient.

A l'examen des poumons, on constate une submatité aux deux bases, plus marquée à droite, avec diminution du murmure vésiculaire de ce côté et râles sous-crépitants.

Le foie dépasse peu les fausses côtes, la pression en est douloureuse.

Les urines sont rares, sans albumine.

15 *octobre*. — Malgré une polyurie accentuée, 2 l. 400, la gêne respira-

toire reste marquée, et l'œdème remonte, s'accentuant sur les flancs, la verge et le scrotum.

Traitement : 2 grammes de théobromine, jusqu'au 24 octobre.

18. — L'œdème des jambes paraît diminuer, en même temps qu'augmente l'enflure des bourses et du scrotum.

25. — Quelques crachats hémoptoïques, avec douleurs devenant de plus en plus vives à droite.

L'examen fait percevoir une matité remontant jusqu'à l'épine de l'omoplate et une abolition du murmure vésiculaire.

La ponction exploratrice ramène un liquide jaune citrin, peu fibrineux, mais riche en globules rouges, avec lymphocytes et polynucléaires.

30. — A la suite d'une épreuve de chlorurie alimentaire, ayant provoqué une dyspnée extrêmement pénible, le malade est mis à l'eau lactosée, à la digitaline et à la théobromine.

1er *novembre*. — On supprime la théobromine. Diurèse et euphorie nettes.

2. — L'euphorie, à la suite d'une diurèse intense, persiste, et l'œdème diminue. Les signes stéthoscopiques se modifient à droite.

4. — On a cessé la digitale et institué un régime déchloruré relatif.

10. — Le malade se sent tellement amélioré qu'il quitte l'hôpital.

Observation VII (1).

G..., boulanger, 46 ans, entre, le 6 juillet 1903, à l'hôpital Saint-Antoine, salle Lorain, lit n° 18, pour asystolie.

Antécédents personnels et histoire de la maladie. — Déjà soigné dans le service, en mars 1903, pour la même affection, dont le début, marqué par des crises de dyspnée d'effort de plus en plus vives, une incapacité de travail, l'œdème malléolaire, remonte à quatre mois environ. Sauf des habitudes avouées d'alcoolisme, on ne note aucun antécédent personnel.

A cette première entrée, on avait diagnostiqué une myocardite, avec dilatation du cœur droit, congestion pulmonaire, irrégularité et faiblesse du pouls. Malgré la production d'un infarctus pulmonaire droit en mai, le régime lacté partiel, le repos, la digitale et la théobromine améliorent le malade au point qu'il part à Vincennes le 2 juin.

Entre de nouveau, à cause des mêmes troubles fonctionnels et surtout du gonflement de ses membres inférieurs.

(1) Observation publiée par MM. Vaquez et Laubry à la *Société médicale des hôpitaux*, le 13 novembre 1903.

Examen du malade. — Extrémités froides. Visage cyanosé. Anasarque, œdème de la verge et du scrotum.

Cœur. — La pointe bat au-dessous et en dehors du mamelon dans le sixième espace. A la percussion, la matité est augmentée dans le sens transversal, dépassant d'un travers de doigt le bord droit sternal. A l'auscultation, on constate des battements précipités avec arythmie.

Tableau de l'observation VII.

DATES	NATURE DU RÉGIME	ALIMENTATION	Chlorures du régime.	Chlorures supplém.	Quantité d'urine.	Chlorures par litre.	Chlorure total.	Δ Urine
			gr.	gr.	lit.	gr.	gr.	
26 oct.	Régime lacté.	Lait 2 lit. Tisane 1 lit.	3,20	»	1,400	4 »	5,60	-0,56
27 —	—	—	3,20	»	2 »	3,80	7,60	-0,55
28 —	—	—	3,20	»	2,200	3 »	6,60	-0,48
29 —	Chlorurie alimentaire [1].	Lait 3 l. Bouillon 1 l.	4,80	10 »	2,750	4 »	11 »	»
30 —	—	Lait 1 l. 50. Bouillon 2 l. Tisane 1 l.	2,40	20 »	1,600	2,50	4 »	-0,54
31 —	Diète hydrique.	Eau lactosée 2 l. (digitale, théobromine).	»	•	1,250	2,30	2,90	-0,46
1er nov.	—	—	»	»	0,500	2 »	1 »	»
2 —	Rég. lacté [2].	Lait 1 l. 50. Tisane 1 l. Eau lactosée 1 l.	2,40	»	1,400	2 »	2,80	-0,46
3 —	—	Lait 2 l. 50.	4 »	»	1,250	1,80	2,25	-0,46
4 —	Rég. déchl. [3].	Lait 1 l. Pommes de terre 100 gr. Beurre 40 gr. Pain 50 gr.	1,60	»	1,600	1,60	2,56	»
5 —	—	—	1,60	»	1, »	1,50	1,50	»
6 —	—	—	1,60	»	0,600	1,60	0,96	»
7 —	Régime lacté.	Lait 1 gr. 50.	2,40	»	0,550	2 »	1,10	»

1. Dyspnée très intense. Œdème très marqué. Augmentation nette de l'œdème pulmonaire.
2. Vomissements.
3. Œdème considérable. Mouchetures.

Le pouls, faible et petit, bat à 150. Les jugulaires sont distendues avec pulsations systoliques.

Aux poumons, une matité aux deux bases, avec râles sous-crépitants plus étendus à gauche, en rapport avec un point de côté assez vif.

Le foie est volumineux ; on note un peu d'ascite.

Les urines, peu abondantes, renferment une légère quantité d'albumine. On diagnostique myocardite-éthyl, et on prescrit le repos, le régime lacté et successivement la digitale et la théobromine.

A partir du 23 *juillet*, la diurèse s'installe et avec elle un certain degré d'euphorie. Persistent, cependant, un peu de dyspnée et un léger œdème malléolaire.

Le 4 *août*, sans cause, les urines tombent au-dessous de 500 grammes, l'œdème progresse, et avec lui l'insomnie et la gêne respiratoire, dont ont difficilement raison la digitale et des saignées successives.

Depuis ce moment, le malade réagit difficilement aux diurétiques et aux toniques cardiaques. Les urines restent peu abondantes, l'œdème prend toutes les apparences d'un œdème chronique éléphantiasique. Au moment où l'on commence l'essai d'une alimentation autre que le lait, il est dans une période d'euphorie relative.

Le 29 *octobre*, à la suite d'une épreuve de chlorurie alimentaire, dyspnée intense, et œdème tellement considérable qu'on est obligé, le 31 *octobre*, de pratiquer des mouchetures et des ponctions qui donnent issue à 1 litre de liquide concentrant à — 0 gr. 53 et renfermant 6 gr. 50 de chlorures.

Le 1er *novembre*, théobromine 2 grammes et digitale avec eau lactosée.

Le 3, amélioration très faible. Néanmoins, la dyspnée paraît moins vive. On institue un régime déchloruré, qui n'amène aucun changement et n'empêche pas la nouvelle progression de l'œdème et de nouvelles mouchetures.

Le 7, on remet le malade au régime lacté, qui détermine une faible amélioration.

L'observation suivante, rapportée par MM. Achard et Paisseau, concerne un sujet porteur d'une ascite cardiaque, chez lequel ils ont vu le mouvement ascensionnel du poids, arrêté par le régime déchloruré, reprendre sous l'influence de la chloruration alimentaire.

Observation VIII (1).

Delm... (Léontine), âgée de 43 ans, blanchisseuse, entrée le 21 septembre 1903 à l'hôpital Tenon, salle Magendie, n° 15.

Rougeole, scarlatine et croup dans l'enfance. A 14 ans, première attaque de rhumatisme articulaire aigu, suivi, quelque temps après, à l'occasion d'une frayeur, de chorée, qui guérit au bout de deux mois. C'est à cette époque que remontent les premiers signes de l'affection cardiaque dont elle était atteinte, signes consistant en palpitations,

(1) Observation publiée par MM. Achard et Paisseau à la *Société médicale des hôpitaux*, le 6 novembre 1903.

légère dyspnée d'effort, vertiges. A 17 ans, l'aggravation de ces troubles l'obligea à se faire soigner à l'hôpital Lariboisière, pour une insuffisance mitrale. A 21 ans, grossesse normale et accouchement sans incident. Puis, plusieurs récidives de rhumatisme, dont l'une, à 28 ans, dure dix-huit mois.

Il y a cinq ans, à l'âge de 38 ans, la malade a remarqué que son ventre grossissait ; depuis quelque temps déjà, elle éprouvait, dans le côté droit, des douleurs et une sensation de pesanteur.

Pendant quatre ans, elle supporta, tant bien que mal, l'ascite qui oscilla, disparaissant presque complètement lorsque la malade se soignait et se reposait, puis reparaissant, mais sans nécessiter de ponction.

En février 1903, la malade entre une première fois, pour quelques jours, dans le service, où la ponction est pratiquée. L'épanchement se reproduit, et de nouvelles ponctions sont faites en avril et en août.

Actuellement, l'abdomen est très distendu par l'ascite, l'ombilic est déplissé ; la circulation collatérale est très développée. Les membres inférieurs sont œdématiés jusqu'aux cuisses, mais l'œdème ne survient que lorsque l'abdomen est déjà notablement distendu et il disparaît après la ponction.

L'examen des organes abdominaux, possible seulement après la ponction, montre que le foie est augmenté de volume et déborde les fausses côtes ; il est légèrement sensible à la pression ; la rate n'est pas grosse.

Il n'y a pas d'ictère. Les urines contiennent un peu d'albumine, qui disparaît promptement par le repos. Il n'y a pas de signes de congestion pulmonaire et pas de dyspnée, sauf lorsque l'ascite devient volumineuse.

Le pouls est petit et irrégulier. L'auscultation du cœur révèle un souffle systolique, accompagné de piaulement, maximum à la pointe, et se propageant dans l'aisselle. L'arythmie cardiaque est permanente.

Il s'agit, en somme, d'une insuffisance mitrale avec gros foie et ascite.

26 septembre. — On commence à administrer la macération de digitale (0 gr. 60), que l'on continue cinq jours.

Les urines, qui ne dépassaient pas 1 litre, montent à 5 litres, puis retombent au-dessous de 2 litres à partir du 5 *octobre.*

4 octobre. — La malade est mise au régime du deuxième degré. Poids, 63 kilogrammes.

10. — Poids, 69 kgr. 400. La malade est soumise à une alimentation déchlorurée, composée de 500 à 700 grammes de viande, 50 grammes de beurre, fromage blanc et tisane sans sucre. Les urines dépassent 2 litres.

15. — Poids, 68 kgr. 800. Régime: pommes de terre, 200 grammes ; riz, 150 grammes; sucre, 120 grammes; tisane sucrée. Les urines montent à 3 litres, puis se maintiennent au-dessus de 2 litres.

22. — Poids, 69 kgr. 200. On diminue 50 grammes de riz dans le régime précédent, et l'on y ajoute 100 grammes de viande, 10 grammes de sel et 1 litre de bouillon salé (contenant 12 grammes de sel). Les urines diminuent progressivement, l'ascite et l'œdème augmentent rapidement ; la malade ne veut plus prendre d'aliments salés.

28. — Poids, 73 kgr. 300. On fait une ponction, qui évacue 22 litres de liquide. On supprime de l'alimentation le sel et le bouillon salé, mais le reste du régime est maintenu.

29. — Poids, 53 kgr. 800. Urines, 350 centimètres cubes; chlorures, 1 gr. 88.

30. — Urines, 2.200 centimètres cubes ; chlorures, 5 gr. 06.

31. — Poids, 55 kilogrammes. Urines, 2.700 centimètres cubes ; chlorures, 1 gr. 35.

1er *novembre*. — Urines, 2.600 centimètres cubes ; chlorures, 1 gr. 30.

2. — Poids, 54 kgr. 500. Urines, 2.500 centimètres cubes ; chlorures, 1 gr. 75.

La malade quitte l'hôpital.

Revue le 6 novembre. Poids, 55 kilogrammes.

L'analyse du liquide d'ascite retiré par ponction exploratrice a donné, le 12 octobre, au début du régime déchloruré, 7 gr. 50 de chlorures p. 1.000 ; le 22, à la fin de ce régime, 5 gr. 80 ; le 26, après quatre jours de déchloruration, 8 gr. 60; le 27, 5 gr. 90 ; et le 28, 6 gr. 20.

Dans les observations que nous venons de rapporter, nous avons montré que, chez des cardiaques sortant d'une crise d'asystolie, on peut voir le poids augmenter et le pré-œdème, puis les œdèmes, reparaître sous l'influence de la chloruration alimentaire.

Ces faits nous ont engagé à rechercher si cettte action nocive du chlorure de sodium pouvait être incriminée à elle seule, en dehors de tout mouvement et de toute fatigue physique, pour expliquer le retour des phénomènes asystoliques chez des sujets maintenus strictement au repos au lit et qui viennent de guérir d'une crise d'insuffisance cardiaque. Nous laisserons de côté les cas dans lesquels l'émotion, les influences psychiques ont pu, chez des sujets maintenus également au lit, déterminer de toutes pièces l'apparition ou la réapparition des accidents cardiaques, et nous n'aurons en vue que ceux dans lesquels un sujet cardiaque, dans un état de repos moral et physique complet, est rentré spontanément dans une crise asystolique dont il paraissait guéri.

Puisque le mouvement, si léger soit-il, ou l'émotion ne pouvaient en pareille circonstance être incriminés, il fallait donc chercher une interprétation différente de ces phénomènes. Il était dès lors rationnel de la chercher dans l'alimentation, et surtout il était nécessaire de bien déterminer la nature de l'écart alimentaire qui les avait provoqués.

Observation IX.

K..., Eugénie, âgée de 24 ans, entre, le 7 janvier 1904, à l'hôpital Saint-Antoine, salle Damaschino, lit n° 8, se plaignant de dyspnée d'effort et de crises d'étouffement nocturnes.

Dès son enfance, elle a présenté de l'essoufflement facile et n'a jamais pu courir comme les autres enfants de son âge. A 12 ans, elle est soignée pour la chorée.

A 17 ans, elle est atteinte par une crise de rhumatisme articulaire subaigu, qui dure environ trois mois et pour laquelle elle ne suit aucun traitement.

C'est depuis cette époque qu'elle accuse surtout des palpitations cardiaques et une oppression extrême au moindre effort.

En 1900, elle fait un premier séjour d'un mois à l'hôpital pour des accidents asystoliques et est traitée par la digitale.

En 1902, puis en 1903, mêmes accidents asystoliques, séjour d'un mois chaque fois à l'hôpital, dans le service du docteur Vaquez.

Les mêmes troubles la ramènent dans le service, le 7 janvier 1904. La dyspnée est intense, orthopnée. Les lèvres sont cyanosées, les conjonctives subictériques. Pas d'œdème appréciable au niveau des malléoles. L'oreillette gauche est très douloureuse dans la région interscapulovertébrale gauche.

L'examen du cœur donne des signes importants :

Le cœur est augmenté de volume, débordant d'un travers de doigt le bord droit du sternum. L'auscultation révèle l'existence d'un rétrécissement mitral (roulement diastolique et dédoublement du second bruit) ; léger souffle systolique à la pointe se propageant dans l'aisselle.

Le foie est augmenté de volume et douloureux à la percussion.

Le pouls est petit et bat à 104. Tension artérielle : 15.

Rien dans les poumons.

Il y a de l'oligurie. Urines : 500 grammes.

Traitement : Régime lacté. XXV gouttes de teinture de cécropia pendant trois jours.

9 janvier. — La malade a passé une meilleure nuit. La dyspnée persiste. La cyanose est moins accusée. Le cœur présente les mêmes signes d'auscultation : les cavités droites débordent d'un demi-travers de doigt le bord droit du sternum. Le pouls, assez fort, régulier, bat à 80. Tension artérielle 14 à 15. Le foie reste volumineux et douloureux. Dans la poitrine, quelques râles à la base gauche.

Urines : 1.000 grammes.

11. — La malade a passé une mauvaise nuit et se plaint d'une céphalée assez vive. La dyspnée et la cyanose sont moins accentuées. Le cœur ne déborde plus le sternum. Le pouls, régulier, bat à 84. Tension artérielle : 13 à 14. Le foie a diminué de volume et est peu douloureux. Les râles ont augmenté à la base gauche.

12. — La cyanose a disparu. La céphalée est intense. Au cœur et aux poumons, mêmes signes. Le foie n'est plus douloureux, mais déborde encore le rebord costal. Le pouls, régulier, bien frappé, bat à 72. Tension artérielle : 14.

Du 13 au 23. — L'état général est assez satisfaisant ; les troubles fonctionnels ont disparu. Mêmes signes cardiaques et pulmonaires.

23. — La dyspnée reparaît ; le foie est de nouveau douloureux. Les urines ont diminué de quantité. Le pouls est petit et bat à 92. Tension artérielle : 16.

On prescrit XX gouttes de teinture de cécropia pendant trois jours.

24. — La dyspnée a disparu, mais céphalée.

Pouls : 100. Tension artérielle : 14 à 15.

25. — La céphalée est moins intense.

Pouls : 75. Tension artérielle : 15.

26. — Pouls : 66. Tension artérielle : 16.

30. — La malade quitte l'hôpital. Elle n'a plus de dyspnée ni de céphalée. Quelques palpitations cardiaques. L'oreillette gauche reste douloureuse dans la région interscapulo-vertébrale. Quelques râles sous-crépitants à la base du poumon gauche. Le foie reste gros et toujours un peu douloureux.

Le pouls, bien frappé, régulier, bat à 70. Tension artérielle : 16.

La quantité des urines est normale.

La malade se remet à ses occupations habituelles et reprend le régime alimentaire ordinaire. Mais, au bout de trois jours, la dyspnée survient, intolérable. L'œdème envahit les membres inférieurs, les vomissements apparaissent.

Elle est obligée de s'aliter. Elle reste quinze jours chez elle au lit, ne s'alimentant qu'avec du lait et des potages. L'œdème et les vomissements persistant, elle se décide à retourner à l'hôpital le 18 février.

A son entrée, elle présente tous les signes de l'asystolie : anasarque, subictère, insuffisance tricuspidienne, pouls veineux jugulaire, foie volumineux et douloureux, congestion des bases, urines rares et albumineuses.

On prescrit le régime lacté absolu et l'infusion de feuilles de genêt. Au bout de trois jours, la dyspnée s'est atténuée, l'œdème a considérablement diminué, le taux des urines atteint 2 litres. En huit jours, la crise d'asystolie semble terminée.

8 mars. — La malade est très améliorée et n'accuse plus aucun trouble. On lui fait garder le repos complet au lit et on la remet au régime ordinaire, quatrième degré d'hôpital. Dès ce moment, on la pèse et on examine l'excrétion des chlorures urinaires.

Poids : 66 kgr. 700.

9. — Apparition de la dyspnée et de la céphalée.

Les urines tombent à 500 grammes.

Les jours suivants, l'oppression devient de plus en plus marquée, l'œdème apparaît aux malléoles. Le poids augmente progressivement et atteint, cinq jours après, 68 kgr. 350.

12. — On supprime alors le régime chloruré et on le remplace par le régime lacté (3 litres) et l'on prescrit l'énergétène de genêt (3 grammes).

Sous l'influence du régime lacté et de l'énergétène de genêt, les troubles fonctionnels s'atténuent dès le lendemain. Le poids baisse de 350 grammes, la quantité des urines et des chlorures urinaires s'élève.

13 *et* 14. — Même régime. Même médication.

Le mieux s'accentue, les urines atteignent 1.700 grammes.

Poids : 67 kgr. 600.

15. — On continue le régime lacté ; mais on supprime l'énergétène de genêt. L'état général est très satisfaisant. Aucun trouble fonctionnel. Le taux des urines se maintient autour de 1.500 grammes. La déchloruration persiste. Le 20, le poids tombe à 65 kgr. 600.

20. — La malade demandant à être remise au régime ordinaire, on la soumet à l'épreuve de la chloruration alimentaire : 10 grammes de chlorure de sodium sont ajoutés le premier jour à une alimentation composée de pain, viande, légumes et œufs, 15 grammes le second jour et 10 grammes le troisième jour. On la met au repos complet au lit.

23. — Les accidents asystoliques ont apparu : dyspnée, œdème des membres inférieurs, subictère, insuffisance tricuspidienne, foie gros et douloureux. Le pouls, petit, bat à 90. Tension artérielle : 15. Respiration : 34.

Urines rares ; hypochlorurie ; le poids augmente et atteint 67 kgr. 800.
On soumet la malade au régime lacté absolu.

24. — Vomissements fréquents et nombreuses selles diarrhéiques.

25. — La matité cardiaque déborde le bord droit du sternum.
Pouls: 84. Tension artérielle : 14 à 15.

26. — Bruit de galop droit. Il n'y a pas d'insuffisance tricuspidienne.
Pouls : 110. Tension artérielle : 13.

On prescrit l'infusion de genêt, 6 grammes, pendant deux jours.

Les jours suivants, la quantité des urines et des chlorures augmente
un peu. Le poids oscille autour de 67 kgr. 800.

Légère amélioration.

30. — On ajoute quatre œufs au régime lacté.

5 avril. — On donne pendant trois jours 0 gr. 30 de macération de digitale.

8. — On remplace le régime lacté par le régime déchloruré.

9. — La quantité d'urine est de 1 litre à 1 l. 500 en moyenne par 24 heures depuis le 5 avril.

Le chiffre des chlorures éliminés est supérieur de 2 à 3 grammes en
moyenne au chiffre des chlorures ingérés.

Le bruit de galop droit a disparu. Le pouls est lent et bien frappé. Le
foie est encore gros. Le poids est tombé de 67 kgr. 800 à 65 kgr. 650.

Matité cardiaque : 81 cmq. 13.

18. — L'état étant satisfaisant, on remplace le régime déchloruré par
le régime ordinaire de l'hôpital.

19. — Quelques selles diarrhéiques ; un vomissement.

20. — La diarrhée persiste. Les extrémités sont un peu froides et cyanosées.

21. — Le cœur a augmenté de volume : 97 cmq. 11.

Il déborde le bord droit du sternum d'un demi-travers de doigt.

La pointe bat dans la partie inférieure du cinquième espace en dehors
du mamelon. Le foie, très douloureux, dépasse le rebord costal d'un travers de main.

On supprime le régime chloruré et on le remplace par le régime lacté
et quatre œufs.

Les jours suivants, l'état s'améliore.

24. — La malade a fait hier un écart de régime et a mangé de la charcuterie.

Dyspnée intense, cyanose et refroidissement des extrémités.

Quelques râles sous-crépitants à la base gauche.

26. — La dyspnée et la cyanose ont diminué.

27. — La malade s'obstine à ne pas suivre son régime et présente
aujourd'hui une violente dyspnée et des vomissements.

Tableau de l'observation IX.

DATES — 1904	RÉGIME ALIMENTAIRE de la veille	MÉDICAMENTS de la veille	NaCl alimen-taire	NaCl URINAIRE		QUANTITÉ d'urine	POIDS du corps	OBSERVATIONS cliniques
				P. 1.000	Total			
8 mars	Régime lacté, 3.000 . . .		gr. 4,50	gr. 6	gr. 6,60	gr. 1.100	kgr. 66,700	
9 —	Quatrième degré d'hôpital.		12 à 15	10,20	5,10	500	67,450	Dyspnée. Céphalée.
10 —	»		»	5,60	2,90	500	67,900	
11 —	»		»	7	5,60	800	68,300	
12 —	»		»	7,80	7,02	900	68,350	Oppression extrême. Œdème malléolaire.
13 —	Régime lacté, 3.000 . . .	Energétène 8 gr. de genêt.	4,50	6,10	7,82	1.200	68	
14 —	»	»	»	8,20	13,94	1.700	67,600	Durant cette période, la dyspnée et l'œdème dis-paraissent.
15 —	»	»	»	6	9,60	1.600	66,900	
16 —	»	»	»	6,50	6,50	1.000	66,100	
17 —	»	»	»	5,20	9,30	1.800	66,600	
18 —	»	»	»	5,70	7,41	1.300	66,800	
19 —	»	»	»	6,40	7,04	1.100	66	
20 —	»	»	»	5,80	10,44	1.800	65,600	
21 —	Régime déchloruré		1,50+10 =11,50	5,90	5,90	1.000	66,450	
22 —	»		1,50+15 =16,50	4,20	4,20	1.000	67,400	Asystolie.
23 —	»		1.50+10 =11,50	2,60	1,30	500	67,800	
24 —	Régime lacté, 2.000 . . .		8	?	?	urines perdues	68	
25 —	»		»	1,80	0,90	500	68,400	Les accidents asystoliques s'atténuent et diminuent d'intensité, pour dispa-raître avec la digitale à partir du 5 avril.
28 —	»	Infusion de genêt : 6 gr. .	»	1,30	1,70	1.300	67,800	
31 —	» + 4 œufs.		»	1,90	1,52	800	»	
2 avril.	»		»	1,80	1,98	1.100	67,500	
3 —	»		»	3,80	4,56	1.200	67,500	
4 —	»		»	5,20	5,72	1.100	»	
5 —	»		»	4,30	3,44	800	67,800	

Oligurie. Depuis le 23, le poids a augmenté de 1 kilogramme.

Macération de digitale: 0 gr. 30.

28. — Aucune amélioration.

Macération de digitale : 0 gr. 20, et théobromine: 2 grammes.

29. — Même traitement.

L'oppression est extrême ; râles sous-crépitants aux deux bases, les urines diminuent, l'œdème augmente. Epistaxis.

30 *avril* et 1er *mai*. — Même traitement.

Aucune amélioration. Matité cardiaque : 112 centimètres carrés.

2. — On met la malade à l'eau lactosée et le lendemain au régime lacté 2 litres.

L'état s'aggrave de plus en plus les jours suivants; on donne la cécropine, V gouttes de la solution au millième, puis la digitaline, L gouttes, sans résultat.

7. — Les urines sont tombées à 200 grammes. Chlorures urinaires : 1 gramme en moyenne par 24 heures. Orthopnée. Anasarque. Nombreux râles dans la poitrine. Le cœur, très augmenté de volume, déborde largement le bord droit du sternum. La pointe bat dans le sixième espace en dehors du mamelon.

On n'entend pas de souffle tricuspidien.

Le pouls est petit, assez régulier : 112. Tension artérielle : 10 à 11.

Le foie est énorme, dépassant les fausses côtes d'un large travers de main.

Spartéine : 10 centigrammes.

Cet état ne fait qu'empirer les jours suivants, et la malade meurt le 11 *mai*.

L'autopsie est pratiquée le 13 *mai*. Le cœur est volumineux, l'oreillette gauche hypertrophiée et dilatée. Après incision de l'oreillette, on constate l'existence d'un rétrécissement mitral très serré; il y a une légère insuffisance mitrale n'admettant que l'extrémité du petit doigt. Le péricarde est normal et ne contient pas de liquide. Le foie est énorme, cirrhotique ; aspect du foie, muscade. Dans les poumons, congestion œdémateuse, surtout marquée aux bases. Les plèvres contiennent une petite quantité de liquide. Les reins, très congestionnés, un peu volumineux présentent une coloration violet foncé. L'examen histologique montre les lésions ordinaires du rein cardiaque, sans lésion interstitielle notable.

L'observation de cette malade atteinte de rétrécissement et insuffisance mitrale met en évidence la nocivité du régime alimentaire ordinaire et l'action favorable du régime lacté chez

un sujet dont le cœur est en état de méiopragie fonctionnelle.

Soumise au repos complet au lit pendant tout son séjour à
l'hôpital, cette femme a présenté, à plusieurs reprises, des attaques d'asystolie, qui ont toujours succédé à la reprise de l'alimentation ordinaire, celle-ci entraînant la diminution des urines,
la rétention du sel ingéré et l'augmentation de l'hydropisie. La
substitution du régime lacté au régime chloruré a suffi, soit avec
la digitale, soit avec d'autres médicaments diurétiques, à amener
la rétrocession des phénomènes asystoliques, en rétablissant la
diurèse et l'élimination chlorurée. Le lait a pu même être remplacé avec avantage par un régime composé d'aliments préparés
sans sel, régime déchloruré tel qu'il a été institué par MM. Widal
et Javal (1). Dans l'étude de cette observation, nous constatons
également qu'en dehors de toute action médicamenteuse un simple
écart de régime, l'ingestion de viande de charcuterie, aliment
fortement chloruré, a déterminé l'apparition des troubles d'insuffisance cardiaque. La continuation, malgré nos conseils, de
l'alimentation ordinaire a provoqué chez cette malade l'aggravation de tous les symptômes qui ont entraîné bientôt la mort
rapide.

En résumé, cette observation, par sa netteté, nous rend
donc compte de la pathogénie de certaines asystolies, survenues
au repos au lit, en dehors de tout mouvement.

La première attaque arriva inopinément, à notre insu, pour
ainsi dire, à la suite d'un écart de régime volontaire. La seconde
fut reproduite par nous, alors que nous donnâmes à la malade la
substance, le sel dans l'espèce, qui nous avait paru devoir être
incriminé. L'expérimentation avait, dès lors, reproduit un fait
conforme à la clinique.

(1) WIDAL et JAVAL, La cure de déchloruration, son action sur l'œdème,
sur l'hydratation et sur l'albuminurie à certaines périodes de la néphrite
éphithéliale. *Soc. méd. des hôpitaux*, 26 juin 1903.

Voici un second cas, analogue au précédent, qui a répondu avec netteté à notre observation provoquée.

Observation X.

G..., âgé de 40 ans, journalier, entre à l'hôpital Saint-Antoine, salle Lorain, lit n° 3, le 18 mai 1905, avec une dyspnée intense.

Dans ses antécédents personnels, on relève, à l'âge de 28 ans, une scarlatine, à l'âge de 31 ans une crise de rhumatisme articulaire aigu généralisé, qui l'a immobilisé au lit pendant plus d'un mois et a été traité par le salicylate de soude ; les douleurs articulaires, atténuées, ont encore persisté pendant plusieurs mois, et ce n'est guère qu'au bout de 6 mois que la malade a pu reprendre son travail.

Au mois de juillet 1904, il entre à l'hôpital Saint-Antoine, où il est soigné pendant 3 semaines pour une nouvelle crise de rhumatisme articulaire aigu ; il présentait en même temps de l'ictère et se plaignait d'une forte oppression. On lui découvre alors une lésion cardiaque.

Enfin, au mois de février de cette année, il revient à l'hôpital Saint-Antoine dans le service du professeur Hayem, dans un grand état de faiblesse, dyspnéique et palpitant. Il en sort amélioré au bout de quatre semaines.

Ces mêmes troubles le ramènent à l'hôpital, le 18 mai.

A son entrée, le malade présente une dyspnée considérable et une expectoration abondante, spumeuse et un peu striée de sang. Le visage est cyanosé, les conjonctives subictériques, les membres inférieurs sont œdématiés.

Le cœur n'est pas augmenté de volume. L'auscultation révèle un souffle d'insuffisance mitrale et un souffle d'insuffisance tricuspidienne.

Le foie est gros, débordant de deux travers de doigts les fausses côtes, douloureux à la moindre pression.

Il y a du pouls veineux hépatique et jugulaire.

Le pouls, petit, mais régulier, bat à 73. La tension artérielle, prise au sphygmomanomètre de Potain, est de 14 centimètres.

Les urines sont rares et légèrement albumineuses.

On met le malade au repos au lit et à un régime alimentaire composé de pain déchloruré, de viande, de pommes de terre, préparées sans sel, de beurre et de tisane, donnés en quantités égales tous les jours. On ne prescrit aucun médicament.

Dès le lendemain, la polyurie apparaît, atteignant jusqu'à 4 l. 500 ; elle s'accompagne d'une abondante élimination de chlorures, puisque, pendant les 7 jours que dure cette déchloruration (du 20 au 27 mai), 62 gr. 28 sont éliminés par les urines, pour 10 gr. 50 d'absorbés. Le poids baisse rapidement et de 80 kilogrammes tombe à la fin de cette période à 75 kgr. 900.

En même temps, on assiste à la rétrocession de tous les phénomènes que présentait le malade à son entrée. L'œdème des membres inférieurs s'est résorbé, la dyspnée et les palpitations ont disparu, le foie a considérablement diminué de volume. A l'auscultation du cœur on n'entend plus le souffle d'insuffisance tricuspidienne. Il n'y a plus de pouls veineux hépatique et jugulaire.

Le repos, d'une part, la suppression du sel dans l'alimentation, d'autre part, ayant suffi à produire cet heureux résultat, il était intéressant de rechercher auquel de ces deux facteurs il fallait l'attribuer. Dans ce but, nous avons maintenu le malade au repos complet au lit, et le 29 mai, alors que l'équilibre chloruré était bien établi, nous avons ajouté au régime alimentaire, donné toujours dans les mêmes conditions, la dose quotidienne de 10 grammes de chlorure de sodium pendant 4 jours ; ce qui faisait par jour $10 + 1$ gr. $50 = 11$ gr. 50.

Les jours suivants les urines tombent au-dessous d'un litre ; la quantité des chlorures éliminés est très inférieure à la quantité des chlorures absorbés, puisque, pendant cette période de 4 jours, il est absorbé 46 grammes de chlorures et éliminé seulement 22 gr. 87, ce qui fait 23 gr. 13 de retenus. Le poids s'élève de 75 kgr. 900 à 78 kgr. 800 et atteint, le 3 juin, 80 kilogrammes, poids qu'avait le malade à son entrée à l'hôpital : augmentation de 4 kgr. 100 correspondant à l'hydratation de l'organisme.

Progressivement, en même temps que baissait l'élimination chlorurée, les troubles fonctionnels réapparaissaient. Le 31 mai le malade se plaint d'un malaise général ; la dyspnée est revenue, il y a du pouls veineux hépatique et jugulaire, le foie déborde de trois travers de doigts les fausses côtes. A l'auscultation du cœur on entend une ébauche de souffle tricuspidien. Il n'y a pas d'œdème apparent. C'est encore la phase de pré-œdème, décelée par la courbe du poids.

Le 1er *juin*, les troubles de la veille ont augmenté ; le souffle d'insuffisance tricuspidienne s'entend d'une façon très nette. La tension artérielle est de 13 centimètres. Un léger œdème apparaît au niveau des malléoles.

La chloruration du régime alimentaire avait donc suffi à provoquer chez ce malade la réapparition des phénomènes asystoliques.

Le 2, on continue la même alimentation, mais on supprime le chlorure de sodium. La quantité des urines n'augmente pas ; le poids reste stationnaire, oscillant autour de 80 kilogrammes ; la déchloruration est faible, soit 5 grammes environ par jour.

Tableau de l'observation X.

DATES — 1905	RÉGIME ALIMENTAIRE de la veille	MÉDICAMENTS de la veille	NaCl alimentaire	NaCl URINAIRE		QUANTITÉ d'urine	POIDS du corps	OBSERVATIONS cliniques
				P. 1000	Total			
			gr.	gr.	gr.	gr.	k. gr.	
20 mai.	Régime déchloruré.....		1,50	7,00	16,80	2.400	80	Entré le 18 mai en asystolie. Les jours suivants, les phénomènes asystoliques diminuent d'intensité et disparaissent.
21 —	»		»	4,90	22,05	4.500	76,800	
22 —	»		»	2,70	7,06	2.600	77	
23 —	»		»	4,20	7,35	1.750	76,500	
24 —	»		»	3,30	4,12	1.250	76,200	
25 —	»		»	2,10	2,62	1.250	76,200	
26 —	»		»	1,90	2,28	1.200	76	
27 —	»		»	1,60	1,44	900	76,400	
28 —	»		»	1,50	1,57	1.050	75,800	
29 —	»		»	2,00	1,50	750	75,900	État satisfaisant.
30 —	Régime déchloruré.....		1,50+10 =11,50	4,50	2,47	550	75,900	Asystolie.
31 —	»		»	6,80	5,44	800	76,800	
1ᵉʳ juin.	»		»	8,90	6,23	700	78,100	
2 —	»		»	9,70	8,73	900	78,800	
3 —	Régime déchloruré.. ...		1,50	8,30	6,24	750	80	État stationnaire.
4 —	»		»	6,20	5,58	900	79,700	
5 —	»			6,20	4,96	800	79,800	
6 —	Régime déchloruré.....	Digitaline, XXV gouttes.	1,50+10 =11,50	4,30	6,88	1.600	80	État stationnaire.
7 —	»	Digitaline, XXV gouttes.	»	6,50	11,36	1.750	80,500	Amélioration. Les phénomènes asystoliques diminuent d'intensité.
8 —	»		»	4,80	14,40	3.000	80,500	
9 —	»		»	4 80	13,44	2.800	79,600	
10 —	Régime déchloruré.....		1,50	3,90	11,31	2.900	78,700	Les phénomènes asystoliques disparaissent progressivement.
11 —	»		»	3,50	7,00	2.000	78,800	
12 —	»		»	6,10	10,98	1.800	77,600	
13 —	»		»	8,10	7,10	2.300	78,800	
14 —	»		»	1,80	8,24	1.800	76,600	
15 —	»		»	2,00	2,50	1.250	76,700	
16 —	»		»	2,10	2,10	1.000	76,600	
17 —	»		»	2,10	1,68	800	76,300	État satisfaisant

Le 5, on ajoute à ce régime 10 grammes de chlorures, mais on prescrit en même temps, pendant 2 jours, 25 gouttes de digitaline. Sous l'influence de cette médication, le système cardio-vasculaire retrouve son énergie ; au bout de 2 jours, la débâcle urinaire survient avec polychlorurie. Le poids, qui avait d'abord augmenté de 500 grammes, diminue alors progressivement ; cette diminution est surtout accusée à partir du 9, quand on supprime le sel dans l'alimentation : de 80 kgr. 500, le poids tombe à 76 kgr. 300 le 17 juin, époque à laquelle l'équilibre chloruré paraît établi.

Pendant cette période de 12 jours (du 6 au 17 juin), le malade a absorbé 53 gr. 50 et éliminé 91 gr. 99 de chlorures. L'organisme s'est donc déchloruré, en déduisant le chiffre des chlorures absorbés, de 38 gr. 49 et déshydraté de 4 kgr. 200.

Sous l'influence de cette déchloruration, les phénomènes asystoliques que présentait le sujet diminuent rapidement d'intensité, l'état s'améliore tous les jours. Le 17 juin, l'insuffisance tricuspidienne a disparu ainsi que le pouls veineux hépatique et jugulaire, le foie a diminué de volume, il n'y a plus trace d'œdème. Le malade se sent bien portant et veut reprendre son travail.

Les deux observations que nous venons de rapporter concernent des cardiaques purs, d'un âge peu avancé, atteints d'une lésion mitrale.

L'observation qui suit concerne, au contraire, un sujet atteint à la fois d'une affection aortique et d'une affection rénale. Dans ce cas, si les lésions sont multiples et la pathogénie plus complexe, les effets de la rétention chlorurée sur le système cardio-vasculaire devenu insuffisant sont des plus nets et des plus démonstratifs.

Observation XI.

D..., Théophile, âgé de 61 ans, journalier, entre à l'hôpital Saint-Antoine, salle Lorain, le 16 octobre 1904 pour de l'oppression et de la dyspnée d'effort.

Nous ne relevons dans ses antécédents aucune maladie jusqu'en septembre 1902 : à cette époque, il est atteint d'une congestion pulmonaire, qui dure un mois environ.

En mai 1903, il ressent brusquement, un matin en se levant, une sensation douloureuse de barre épigastrique ; incapable de se livrer à son travail habituel, il va consulter un médecin, qui lui ordonne le régime lacté.

C'est depuis lors qu'il se plaint d'oppression et de dyspnée d'effort. Cette dyspnée va sans cesse en augmentant.

En octobre de la même année, l'œdème fait son apparition . d'abord localisé aux malléoles, il envahit progressivement les membres inférieurs, pour se généraliser à tout le corps. En mai 1904, il entre à l'hôpital Andral, dans le service du docteur Mathieu, où il est soumis au régime lacté et est traité par la digitale et la théobromine.

Il en sort au bout de quatre mois ; il entre alors à l'hôpital Saint-Antoine, salle Axenfeld, dans le service du docteur Lenoir, et passe ensuite dans le service du docteur Vaquez le 15 octobre.

A l'examen du malade, on constate, tout d'abord, une surélévation des artères sous-clavières, animées de forts battements, et du pouls veineux vrai des jugulaires.

Le cœur est augmenté de volume et déborde le bord droit du sternum ; le débord de la matité est surtout accusé pour la région aortique (matité en casque) ; l'aire de la matité cardiaque est de 239 centimètres carrés.

La pointe bat dans le sixième espace.

A l'auscultation, on constate que les bruits sont assourdis. On entend à la base un double souffle aortique ; à la pointe un souffle holo-systolique intense se propageant dans l'aisselle, constant, ne variant pas au cours de la respiration, ni dans les différentes positions données au malade ; à l'appendice xyphoïde un souffle systolique à propagation le long du bord gauche du sternum.

La tension artérielle mesure 19 centimètres au sphygmomanomètre de Potain. Il existe un double souffle crural très net.

Les poumons présentent des râles de bronchite disséminés, des râles plus fins et de la submatité aux deux bases.

Le foie dépasse de quatre travers de doigts le rebord costal. Il est douloureux à la percussion et présente du pouls veineux vrai.

Pas d'ascite.

Les urines ne contiennent ni sucre ni albumine.

Les réflexes tendineux rotuliens et achilléens sont abolis. Les pupilles réagissent à la lumière et à la distance. Il n'y a pas de trouble de la sensibilité.

Aucune modification dans la marche. Pas de Romberg.

Le malade refuse la ponction lombaire.

Enfin signalons, sur les membres inférieurs, la présence de varices et, de ce fait, un très léger œdème.

Poids : 81 kgr. 100.

On met le malade au régime déchloruré.

Les jours suivants, l'état reste stationnaire.

Le 23 *octobre*, on prescrit 25 grammes d'eau-de-vie allemande, et le 24, ainsi que les jours suivants, 2 gr. 50 de théobromine.

26 *octobre*. — Les battements des sous-clavières sont moins forts.

Le pouls veineux jugulaire est nettement visible.

Le cœur a diminué de volume (174 cmq. 30).

Le débord de la matité aortique est moins marqué. A l'auscultation, on n'entend que très difficilement le souffle d'insuffisance mitrale, si intense quelques jours auparavant.

L'insuffisance tricuspidienne persiste.

Le foie est moins volumineux. Le pouls veineux hépatique est plus faible.

Tension artérielle : 19.

28. — On perçoit plus nettement le souffle mitral.

Tension artérielle : 18 à 19.

29. — Le souffle mitral est plus faible.

Tension artérielle : 18 à 19.

Le volume du cœur n'a pas varié (174 cmq. 30).

31. — On entend difficilement le souffle mitral mais, par contre, plus nettement et avec plus d'intensité le souffle triscuspidien.

Tension artérielle : 16 à 17.

3 *novembre*. — La sous-clavière droite est à peine surélevée.

La matité aortique ne déborde plus le bord droit du sternum (matité cardiaque, 149 cmq. 40).

Le souffle diastolique aortique est très atténué.

Le souffle mitral, encore perceptible, est très faible et ne se propage pas dans l'aisselle.

Le souffle tricuspidien est moins intense.

Le pouls veineux jugulaire et hépatique persiste.

5. — Mêmes signes d'auscultation.

Le malade présente une teinte subictérique.

Pas de pigment biliaire dans les urines.

9. — Mêmes signes d'auscultation.

Le foie est moins volumineux et dépasse seulement de deux travers de doigts le rebord costal ; on perçoit encore, mais à peine, les battements hépatiques.

Le pouls veineux jugulaire est moins énergique.

23. — L'état général est meilleur. Il y a sédation manifeste des symptômes.

Volume du cœur : 185 cmq. 92.

La pointe bat dans la partie inférieure du cinquième espace intercostal.

Le souffle d'insuffisance tricuspidienne a disparu. On entend à la base le double souffle aortique et à la pointe un bruit de roulement présystolique, en rapport avec l'insuffisance aortique, suivi d'un souffle systolique profond de perception parfois un peu difficile.

Le foie, presque complètement rétracté, déborde encore un peu le rebord costal.

Les poumons présentent toujours des râles de bronchite disséminés, mais pas de localisation aux bases.

Il n'y a plus de pouls veineux jugulaire et hépatique.

Tension artérielle : 15 à 16.

5 *décembre*. — L'état général est satisfaisant. Il n'y a plus de dyspnée nocturne.

Le tracé du cœur est identique à celui du 23 novembre.

Les bruits du cœur sont assourdis. On entend toujours à la base le double souffle aortique et à la pointe un roulement ; mais il est difficile d'affirmer l'existence d'un souffle mitral.

10. — On n'entend plus le souffle mitral.

12. — On supprime la théobromine.

13. — Matité cardiaque : 144 cmq. 42.

On ajoute au régime alimentaire, jusque-là dépourvu de sel, la dose de 10 grammes de chlorure de sodium.

On continue la chloruration les jours suivants.

16. — La teinte subictérique des téguments est plus marquée. Les battements artériels du cou sont plus forts. Dyspnée.

Matité cardiaque : 183 cmq. 43.

A l'auscultation, on entend de nouveau nettement le souffle mitral, holo-systolique.

Le foie, douloureux à la percussion, a augmenté de volume.

Tension artérielle : 16 à 17.

19. — La dyspnée a sensiblement augmenté.

Le malade, oppressé, n'a pu dormir la nuit précédente. Il se plaint d'une vive douleur au niveau de la région épigastrique et de l'hypocondre droit. Le foie, gros et douloureux, est animé de battements veineux.

La percussion cardiaque donne un cœur droit augmenté de volume (239 cmq, 04).

La pointe est reportée en bas et en dehors.

A l'auscultation, le souffle mitral est plus intense et se propage dans l'aisselle ; pas de souffle perceptible au foyer tricuspidien.

On constate l'existence, au niveau des jugulaires, d'un pouls veineux vrai.

Tension artérielle : 19.

21. — Les phénomènes précédents sont plus accusés.

On entend nettement un souffle systolique tricuspidien.

On supprime l'ingestion des 10 grammes de chlorure de sodium donnés en supplément, et l'on continue le même régime alimentaire, mais dépourvu de sel.

23. — Les troubles fonctionnels ont diminué ; le foie est moins douloureux. Le cœur ne présente aucune modification. Eau-de-vie allemande, 25 grammes.

24 *et* 25. — Théobromine, 2 gr. 50.

26. — Le malade se trouve beaucoup mieux. Il respire facilement et n'a plus d'oppression. Le souffle d'insuffisance mitrale existe toujours, mais est moins intense. On n'entend plus le souffle d'insuffisance tricuspidienne. Les pouls veineux, jugulaire et hépatique persistent. Le foie est toujours gros, mais n'est plus douloureux.

On remplace la théobromine par la théocine à la dose de 0 gr. 75.

27. — Théocine, 0 gr. 75.

28. — Le souffle mitral s'entend encore mais atténué. Les pouls veineux, jugulaire et hépatique sont encore perceptibles.

On supprime la théocine. On ordonne 0 gr. 30 de macération de digitale pendant trois jours.

31. — Le malade quitte l'hôpital sur sa demande et part pour Vincennes.

L'état général s'est un peu amélioré.

Le cœur a diminué de volume (169 cmq. 32).

On entend encore le souffle mitral, mais moins net.

Le foie est encore un peu gros et douloureux ; poids 76 kgr. 650.

Tension artérielle : 15 à 16.

A l'asile de Vincennes, il entre à l'infirmerie, où il est mis au régime lacté absolu pendant tout son séjour. Pendant les deux derniers jours, il prend une alimentation mixte. Son état s'aggravant, il quitte l'asile de Vincennes et retourne dans le service du docteur Vaquez, le 19 janvier 1905.

A son entrée il présente une teinte subictérique des téguments. L'oppression est extrême.

Au cou, les battements artériels sont très marqués.

Le cœur est augmenté de volume (225 cmq. 76).

La pointe bat dans le 6e espace, en dehors du mamelon. A l'auscultation, on entend, en plus du double souffle aortique, le souffle d'insuffisance mitrale d'une grande intensité, se propageant dans l'aisselle. On ne perçoit pas de souffle d'insuffisance tricuspidienne.

Le foie est douloureux et déborde le rebord costal d'un travers de main. Il y a du pouls veineux hépatique.

Quelques râles de bronchite disséminés dans la poitrine. Poids : 80 kgr. 800. Tension artérielle : 15 à 16.

On prescrit le régime déchloruré et 72 gouttes d'énergétène de digitale.

20 janvier. — Energétène de digitale : 72 gouttes.

21 et jours suivants, Théobromine, 2 gr. 50.

23. — L'état général est meilleur. Le foie est moins volumineux.

24. — Matité cardiaque : 197 cmq. 54.

Pointe dans le 6e espace. Le cœur ne déborde pas le bord droit du sternum.

On entend nettement aujourd'hui le souffle d'insuffisance tricuspidienne : il est aigu, doux et témoigne par ces caractères probablement une petite insuffisance.

A la pointe, le souffle systolique, encore net, est pourtant moins bien perceptible.

Il n'y a pas de pouls veineux hépatique ou jugulaire.

28. — Le souffle mitral est à peine perceptible ; le souffle triscupidien est moins net. Le foie toujours douloureux déborde encore un peu le rebord costal.

Quelques râles aux bases.

1er *février.* — Matité cardiaque : 174 cmq. 30.

L'existence du souffle tricuspidien est douteuse.

Le souffle mitral est court et difficile à entendre.

6. — Les souffles mitral et tricuspidien ont disparu.

Le foie est encore sensible et augmenté de volume. Tension artérielle : 14 à 15. Poids : 73 kilogrammes.

8. — On entend à la pointe un souffle proto-systolique, court et bas.

13. — Matité cardiaque : 139 cmq. 44.

Le souffle proto-systolique mitral est à peine perceptible. Le foie, moins douloureux, dépasse légèrement le rebord costal.

Quelques râles disséminés dans la poitrine.

Les troubles fonctionnels ont disparu.

Poids : 73 kgr. 700. On supprime la théobromine et le calomel.

18. — Sur sa demande, le malade est mis au régime alimentaire chloruré correspondant au quatrième degré d'hôpital.

22. — Le malade est très dyspnéique. La face est œdématiée.

Pas d'œdème des malléoles.

24. — La dyspnée augmente.

Le souffle d'insuffisance mitrale a réapparu intense avec propagation dans l'aisselle. Il y a également un souffle d'insuffisance tricuspidienne.

Tension artérielle : 16.

Poids : 79 kgr. 500.

Tableau de l'observation XI.

DATES	RÉGIME ALIMENTAIRE de la veille	MÉDICAMENTS de la veille	NaCl alimentaire	NaCl URINAIRE		URÉE		QUANTITÉ d'urine	POIDS du corps	TENSION artérielle	OBSERVATIONS CLINIQUES
				P. 1000	Total	P. 1000	Total				
1894 18 oct.	Régime déchloruré tisane, 1000; vin, 0.30		gr. 1,50	gr. 2,60	gr. 1,25	gr. 32,92	gr. 15,82	gr. 480	k. gr. 81,100	cm. 19	Asystolie. Matité card.:239. Insuffisance mitrale.
19 —	»		»	4,60	2,53	27,67	15,21	550	81,100	19	
20 —	»		»	4,30	2,36	32,66	17,96	550	81,000	18	
21 —	»		»	1,10	0,60	34,84	19,16	550	90,580	18	
22 —	»		»	1,70	0,82	35,35	18,54	525	81,100	17	
23 —	»		»	1,80	0,90	33,69	16,85	500	82	17 à 18	
24 —	»	Eau-de-vie all. 25 gr.	»	2,20	0,77	27,67	9,66	350	81,720	17	
25 —	»	Théobromine 2,50	»	1,10	0,66	25,49	15,28	600	81,800	17	
26 —	»		»	2,40	2,85	24,34	20,90	1.230	81,100	19	Les troubles asystoliques s'atténuent, Matité cardiaque : 174 cmq. 80.
27 —	»	»	»	4,00	4,00	13,96	13,96	1.000	80,350	18	
28 —	»	»	»	5,70	6,27	16,26	17,82	1.000	80,500	18 à 19	
29 —	»	»	»	3,80	5,70	9,48	14,22	1.500	78.300	18 à 19	
30 —	»	»	»	4,50	4,50	13,19	13,19	1.000	78.800	17	
31 —	»	»	»	2,50	3,50	12,17	17,01	1.250	77,500	16 à 17	
1er nov.	»	»	»	5,00	3,50	24,72	17,29	700	77,200	15	
2 —	»	»	»	2,90	2,61	28,43	25,59	900	77,400	15 à 16	
3 —	»	»	»	2,20	1,16	32,28	17,10	530	77,200	16	
4 —	»	»	»	2,80	1,61	26,00	18.20	700	76,250	16	
5 —	»	»	»	2,20	0,99	29,46	13,26	450	76,350	17	
6 —	»	»	»	4,10	4,10	23,69	23,69	1 000	76	17	
7 —	»	»	»	4,40	5,50	12,81	16,01	1.250	75,150	17 à 18	
8 —	»	»	»	4,50	5,17	14,34	16,48	1.150	75,480	17 à 18	
9 —	»	»	»	2,40	4,80	9,99	19,98	2.000	75,300	16 à 17	
10 —	»	»	»	2,50	4,37	14,09	24,63	1 750	73,530	16	
11 —	»	»	»	4,10	4,51	21,77	23,94	1.100	74,500	17 à 18	
12 —	»	»	»	2,80	3,86			1.200	73,530	16	
13 —	»	»	»	3,90	4,29			1.100	73,180	15	
14 —	»	»	»	4,70	4,23	29,50	26,55	900	73,100	18 à 19	
15 —	»	»	»	4,40	4,40			1.000	73,400	17	
16 —	»	»	»	5,10	3,81			750	72,800	15	
17 —	»	»	»	3,70	2,96			800	72,300	14	
18 —	»	»	»	3,30	3,14	34,70	32,20	950	72,480	15 à 16	
19 —	»	»	»	2,30	3,36	24,59	29,49	1.200	73,100	17	
20 —	»	»	»	2,60	3,25	17,67	22,07	1.250	72,540	16 à 17	
21 —	»	»	»	4,40	4,18	22,03	21,93	950	71,930	16	
22 —	»	»	»	3,70	4,44	19,72	28,66	1.200	72,100	16 à 17	
23 nov.	»	»	»	3,20	4,00	19,98	24,91	1.250	71,730	15 à 16	Les phénomènes asystoliques ont complètement disparu. Mat. card.:185,92
24 —	»	»	»	2,80	1,68	32,28	19,36	600	71,500	15 à 16	
25 —	»	»	»	3,80	4,56	32,02	38,42	1.200	71,330	15	
26 —	»	»	»	3,80	4,75	26,38	32,97	1.250	71,750	16	
27 —	»	»	»	2,60	3,12	25 62	30,74	1.200	71,710	17	
28 —	»	»	»	3,20	4,00	25,36	32,70	1.250	71,700	16 à 17	
29 —	»	»	»	3,00	3,60	35,61	42,73	1.200	71,650	16 à 17	
30 —	»	»	»	3,10	4,34	21,77	30,45	1.400	70,900	16 à 17	
1er déc.	»	»	»	2,00	2,00	25,62	25,62	1.000	70,500	16 à 17	
2 —	»	»	»	2,30	2,53	29,46	32,40	1 100	70,20	16	
3 —	»	»	»	1,30	1,17	30,74	27,67	900	70	14 à 15	
4 —	»	»	»	1,50	1,11	30,74	28,04	750	70,800	16	
5 —	»	»	»	2,10	1,89	36,89	33,20	900	70,100	16	
6 —	»	»	»	0,70	0,84	33,56	40,27	1.200	70	16	
7 —	»	»	»	1,70	2,12	33,80	41,62	1.250	70,600	17	
8 —	»	»	»	1,40	1,82	29,20	37,96	1.300	71	15 à 16	
9 —	»	»	»	1,70	1,87	32,00	35,20	1.100	71,400	17 à 18	
10 —	»	»	»	2,00	3,20	20,75	33,20	1.600	71,200	16 à 20	Disparition de l'insuffisance mitrale.
11 —	»	»	»	1,50	1,65	28,69	31,55	1.100	71,500	17	
12 —	»	»	»	1,10	1,05	33,32	32,18	950	71,200	16	
13 —	»	Suppression de la théobromine.	»	1,70	1,70	32,02	32,02	1.000	71,600	16	Etat général satisfaisant. Matité cardiaque : 144,42.
14 —	»		1,50+10 =11,50	2,70	2,70	36,89	36,89	1.000	72,700	16	
15 —	»		»	6,10	6,10	30,48	30,48	1.000	78,600	16 à 17	
16 —	»		»	2,70	1,89	37,66	26,36	700	74,100	16 à 17	Dyspnée. Le souffle mitral reparaît. Mat. card.:183,43
17 —	»		»	3,20	2,56	36,89	29,44	800	74,900	15 à 16	Les symptômes d'insuffisance cardiaque augmentent les jours suivants.
18 —	»		»	2,80	2,24	36,63	29,28	800	75,400	14 à 15	
19 —	»		»	1,80	1,26	28,62	20,02	700	75,800	14 à 15	Asystolie. Matité cardiaque : 239 cmq. 04.
20 —	»		»	2,80	1,68	27,06	16,20	600	75,800	19	
21 —	»		»	2,80	1,68	30,74	18,42	600	75,400	16	
22 —	»		1,50	2,70	1,35	30,74	15,37	500	75,900	16	
23 —	»		»	2,30	1,15	32,53	16,26	500	75,800	15	Les troubles fonctionnels diminuent.
24 —	»	Eau-de-vie all.25 gr.	»	1,80	1,08	27,97	16,74	600	75	16	
25 —	»	Théobromine, 2,50.	»	2,00	1,20	29,46	17,64	600	75,400	19	
26 —	»	Théobromine, 2,50.	»	1,60	1,76	16,65	17,31	1.100	75,400	17	
27 —	»	Théocine, 0,75.	»	2,70	2,97	19,21	21,18	1.100	75,600	16	
28 —	»	Théocine, 0,75,	»	3,10	1,55	18,00	9,00	500	75,400	16	
29 —	»	Macération de digitale, 0 gr. 30	»	3,01	1,50	17,70	8,85	500	76,300	16 à 17	

Tableau de l'observation **XI** (*Suite*).

DATES	RÉGIME ALIMENTAIRE de la veille	MÉDICAMENTS de la veille	NaCl alimentaire	NaCl URINAIRE P.1000	Total	URÉE P.1000	Total	QUANTITÉ d'urine	POIDS du corps	TENSION artérielle	OBSERVATIONS CLINIQUES
1904			gr.	gr.	gr.	gr.	gr.	gr.	k. gr.	c. m.	
30 déc.	»	»	»	4,26	3,88	19,00	17,60	925	76,600	15 à 16	
31 —	»	»	»	2,58	2,24	18,75	16,97	900	76,600	15 à 16	Légère amélioration. Le souffle mitral est moins net. Matité card. : 169,32.
1905 2C janv.	Régime déchloruré tisane, 1.000 ; vin, 0,30	Energétèue de digitale, 72 gouttes.	1,50	11,60	10,44			900	80,300	15 à 16	Asystolie. Le souffle mitral est intense. Matité cardiaque : 225 cmq. 76.
21 —	»	»	»	6,40	6,40	23,05	23,05	1.000	80	»	
22 —	»	Théobromine, 2,50	»	4,10	7,16	12,35	21,59	1.760	78,900	»	
23 —	»	»	»	4,00	8,00	10,50	21,00	2.000	78	»	L'état général est meilleur.
24 —	»	»	»	3,70	6,66	9,58	17,18	1.800	77,100	»	
25 —	»	»	»	3,20	5,76	11,71	21,07	1.800	76,700	»	
26 —	»	»	»	3,20	4,00	10,50	13,12	1.250	75,700	»	
27 —	»	»	»	2,90	5,13	20,81	36,41	1.750	75,400	»	
28 —	»	»	»	2,00	4,00	12,04	24,08	2.000	74,900	»	
29 —	»	»	»	3,70	5,55	15,37	23,05	1.150	74,400	»	
30 —	»	»	»	2,20	8,30	19,47	29,20	1.500	74	»	
31 —	»	»	»	3,40	3,06	31,76	28,58	900	73,800	»	
1er fév.	»	»	»	2,80	2,99	25,10	32,63	1.800	73,400	»	Matité cardiaque:174cmq,30
2 —	»	»	»	4,80	4,80	31,02	31,02	1.000	73,800	»	
3 —	»	»	»	3,40	4,08	29,46	35,25	1.200	73,200	»	
4 —	»	»	»	3,60	3,06	34,58	29,39	850	73	»	
5 —	»	»	»	2,60	2,60	34,58	34,58	1.000	73,050	»	
6 —	»	»	»	2,00	2,50	33,79		1.250	73	»	Les phénomènes asystoliques ont complètement disparu. Le souffle mitral n'est plus perceptible.
7 —	»	+ Calomel 0,02	»	1,50	1,50	34,07	34,07	1.000	72,700	»	
8 —	»	»	»	1,80	1,43	31,77		1.000	73	»	
9 —	»	»	»	1,90	1,90	36,12	36,12	1.000	73,200	15	Le 13 février, la matité cardiaque est de 139 cmq. 44

26. — L'oppression est extrême.

L'œdème fait son apparition aux malléoles.

Le foie, très douloureux, déborde le rebord costal de trois travers de doigts.

27. — Les varices des membres inférieurs sont gonflées et tendues. L'œdème augmente.

Poids : 81 kgr. 500.

On met le malade au régime lacté absolu.

2 *mars*. — L'état général est meilleur. Les troubles fonctionnels ont considérablement diminué.

9. — Le malade quitte l'hôpital, très amélioré depuis qu'il a cessé le régime alimentaire ordinaire. L'œdème des membres inférieurs a presque entièrement disparu.

A l'auscultation du cœur, on entend encore les souffles d'insuffisance mitrale et tricuspidienne, mais ils sont moins intenses.

Le foie est encore volumineux et douloureux à la percussion.

Poids : 76 kgr. 400.

Le malade essaie de se remettre à son travail et suit, malgré nos conseils, le régime alimentaire ordinaire. Rapidement il est repris des mêmes accidents qui l'avaient amené une première fois à l'hôpital Saint-Antoine.

Le 30 *mars*, il retourne salle Lorrain en état d'asystolie : orthopnée, œdème des membres inférieurs, cœur très augmenté de volume (239 centimètres carrés à la percussion), insuffisance tricuspidienne, pouls veineux jugulaire et hépatique, foie volumineux et douloureux, râles sous-crépitants aux deux bases, oligurie ; à l'auscultation du cœur on entend, en plus du double souffle aortique et du souffle tricuspidien, le souffle systolique mitral intense, en jet de vapeur, se propageant dans l'aisselle.

Le malade est mis au régime lacté et est traité, après l'administration d'eau-de-vie allemande, par la digitaline et la théobromine.

Les jours suivants, légère amélioration, mais l'insuffisance mitrale ne rétrocède plus et persiste avec les mêmes caractères.

Il s'agit, en résumé, d'un malade brightique et cardiaque, chez lequel la cure de déchloruration a suffi à déterminer la disparition des accidents d'insuffisance cardiaque, et l'ingestion de chlorure de sodium, l'apparition de ces mêmes accidents.

Cette observation est des plus instructives, car elle nous montre avec une netteté remarquable les effets de la rétention chlorurée au cours d'une cardiopathie lorsque le cœur est devenu insuffisant.

Pendant son séjour à l'hôpital, le malade a suivi constamment le même régime alimentaire, composé de pain déchloruré, de viande, de pommes de terre préparées sans sel, beurre, en quantité sensiblement égale tous les jours ; même quantité de liquide, 1 litre de tisane et 30 centilitres de vin. Le régime était donc maintenu isothermique et isohydrique, comme le recommandent MM. Widal et Javal, pour éviter toute erreur dans l'interprétation des faits.

A son entrée à l'hôpital le 18 octobre, D..., en état d'asystolie, présentait un cœur extrêmement dilaté, dont l'aire de matité mesurait 239 centimètres carrés, une insuffisance tricuspidienne, une insuffisance mitrale et, malgré l'état de défaillance du système cardio-vasculaire, une tension artérielle à 19. Il est soumis immédiatement au régime déchloruré, sans l'adjonction d'aucun médicament, le poids ne varie pas, oscillant autour de 81 kilogrammes, l'oligurie persiste ; le chiffre des chlorures urinaires est inférieur au chiffre des chlorures ingérés.

Au bout de sept jours après l'administration d'eau-de-vie allemande, on active la déchloruration par la théobromine, donnée quotidiennement à la dose de 2 gr. 50.

Pendant cette deuxième période, qui dure quarante-neuf jours (du 25 octobre au 12 décembre), la déchloruration est faible et s'opère lentement, mais elle persiste pendant tout le temps : l'élimination chlorurée est de 4 grammes en moyenne par jour, sauf vers la fin, lorsque l'équilibre chloruré tend à s'installer. Au total, elle est de 158 gr. 52 pour 73 grammes absorbés, ce qui a donné un excès de 85 gr. 02. La quantité des urines s'élève et parallèlement le poids baisse. La perte de poids, tout comme la déchloruration, ne se fait pas rapidement mais lentement et progressivement : de 81 kgr. 720 le poids tombe à 71 kgr. 200. L'amaigrissement est donc de 10 kgr. 520, correspondant à l'hydratation des tissus. Avec la polychlorurie, tous les phénomènes asystoliques s'amendent : les troubles fonctionnels s'atténuent, le cœur revient lentement sur lui-même, comme le témoignent les tracés : de 239 centimètres carrés, son aire de matité arrive, le 13 décembre, à 144 cmq. 42 ; l'insuffisance tricuspidienne disparaît et, fait remarquable, le souffle d'insuffisance mitrale diminue d'intensité, s'atténue et, malgré l'auscultation la plus minutieuse, n'est plus perceptible à la fin de cette période. Sous l'influence du repos et de la déchloruration, la tension artérielle baisse assez rapidement : de 19 qu'elle était au début, elle tombe à 15, 16 et s'y maintient pendant toute cette période (1). La déchloruration avait ainsi, en supprimant l'hydratation des tissus et diminuant, de ce fait, le travail du cœur, déterminé la rétrocession des phénomènes asystoliques, la diminution du volume du cœur et la disparition d'une insuffisance mitrale, insuffisance fonctionnelle due, sans doute, à l'état de dilatation des cavités cardiaques. Il était donc permis de supposer que la rétention chlorurée était, à l'origine de ces accidents, d'insuffisance cardiaque.

Dans une troisième période nous avons ajouté, pendant trois jours, du chlorure de sodium à la dose quotidienne de 10 grammes au régime alimentaire du malade, composé toujours de la même quantité des mêmes aliments et des mêmes boissons depuis le début de l'observation. Ce qui faisait une chloruration alimentaire de 1,50 + 10 = 11 gr. 50.

Les urines diminuent, les chlorures ingérés sont retenus presqu'en totalité, puisque, pour 92 grammes, 20 gr. 11 seulement sont éliminés ; le poids augmente de 3 kgr. 600. En quelques jours,

---

(1) MM. Ambard et Beaujard ont montré par des observations longuement suivies que, chez les brightiques en état de rétention, la chloruration augmente la tension artérielle et la déchloruration l'abaisse ; au moment des fortes décharges chlorurées, on peut constater une élévation temporaire de la tension. Causes de l'hypertension artérielle. *Archives générales de médecine*, 1904, p. 520 ; AMBARD, *les Rétentions chlorurées dans les néphrites interstitielles*. Thèse de Paris, 1905.

sous l'influence de la rétention chlorurée, le cœur, incapable de
suffire à ce surcroît de travail, se laisse dilater ; tous les phénomènes asystoliques réapparaissent, et le malade est dans le même
état qu'à son entrée à l'hôpital. Dès le troisième jour, l'aire
de la matité cardiaque s'est accrue (180 centimètres carrés), le
souffle d'insuffisance mitrale est revenu et, à sa suite, rapidement
se sont installés tous les symptômes de l'insuffisance tricuspidienne : le tableau de l'asystolie est au complet. Le cœur a atteint
le volume qu'il avait le 18 octobre, 239 centimètres carrés.

Dans une quatrième période on supprime du régime alimentaire les 10 grammes de chlorure de sodium donnés en supplément et l'on administre successivement l'eau-de-vie allemande,
la théobromine, la théocine, la digitale ; mais le malade quitte
trop tôt l'hôpital : la débâcle urinaire n'est pas survenue, l'élimination chlorurée reste insuffisante. Le poids augmente même
de 1 kgr. 400. Pourtant l'état s'est un peu amélioré, le cœur a
diminué de volume (169 cmq. 32), le souffle d'insuffisance tricuspidienne a disparu et l'insuffisance mitrale est à peine perceptible.

Après un séjour à l'asile de Vincennes, où il a suivi d'abord
le régime lacté puis un régime mixte, le malade nous revient de
nouveau en état d'asystolie. Le cœur est dilaté (225 cmq. 76), le
souffle d'insuffisance mitrale est d'une grande intensité. Poids,
80 kgr. 800. On remet le malade au régime déchloruré et on lui
administre d'abord l'énergétène de digitale, puis la théobromine.
La diurèse s'installe avec polychlorurie. Comme la première
fois, la déchloruration se fait lentement, et il faut dix-neuf jours
pour rétablir l'équilibre chloruré. Durant cette cinquième période, le sujet absorbe 28 gr. 50 de sel et en élimine 90 gr. 49.
Le poids baisse de 8 kgr. 100. Les troubles d'insuffisance cardiaque s'atténuent et disparaissent ; vers la fin de cette période,
le souffle d'insuffisance mitrale n'est plus perceptible. Le cœur,
revenu sur lui-même, mesure 139 cmq. 44.

Dans la suite de l'observation nous voyons de nouveau, à deux reprises différentes, les accidents asystoliques réapparaître avec l'alimentation ordinaire, chlorurée, et diminuer avec le régime lacté ; mais dans la dernière période, la dilatation cardiaque ne rétrocède plus, la digitale et la théobromine ne donnent aucun résultat. L'insuffisance mitrale persiste, ainsi que l'insuffisance tricuspidienne. L'asystolie est devenue irréductible.

Depuis que M. Widal a établi, d'une façon indiscutable, l'action hydropigène du chlorure de sodium, on sait maintenant que les dangers de l'alimentation ordinaire chez certains brightiques et, en général, chez les sujets en état de rétention chlorurée, ne résident pas dans la nature des aliments qui entrent dans sa composition, mais dans sa teneur en sel. Le chlorure de sodium, lorsque son élimination n'est plus assurée, s'accumule dans les tissus et entraîne, en vertu des forces osmotiques, une certaine quantité d'eau nécessaire à sa dilution, d'où hydratation de l'organisme. Mais tandis que, chez les brightiques, la cause de la rétention, comme l'a montré M. Widal, réside avant tout au niveau du rein frappé d'imperméabilité pour le chlorure de sodium, chez le cardiaque les phénomènes sont plus complexes : chez lui, la chloruration est pour ainsi dire passive ; elle est régie par des actes mécaniques et des conditions d'hydrostatique qui n'existent pas chez le brightique à prédominance épithéliale. Le chlorure ingéré entraîné par le courant osmotique devié va s'accumuler dans les régions où, sous l'influence de la défaillance cardio-vasculaire, la stase est déjà le plus marquée. Le sel attire à leur niveau de nouvelles quantités de liquide et les infiltrations en augmentent d'autant.

Ainsi chez nos trois derniers cardiaques (Obs. IX, X, XI), soumis au repos complet au lit, il a suffi d'ajouter au régime alimentaire du chlorure de sodium pour amener aussitôt l'hydratation des tissus et l'apparition des phénomènes asystoliques.

Dans les observations X et XI les effets de la rétention chlorurée sont encore plus démonstratifs, puisqu'il a suffi d'ajouter au régime alimentaire, maintenu constamment isohydrique et isothermique, du chlorure de sodium, même à faible dose, pour voir se reproduire non seulement l'infiltration des tissus et l'œdème, mais à la suite les phénomènes de l'insuffisance cardiaque et de l'asystolie.

La suppression du chlorure de sodium dans l'alimentation arrête l'augmentation de l'hydratation et l'évolution de l'asystolie, mais elle est incapable par elle seule d'amener la disparition des accidents. C'est par des déchlorurants énergiques, tels que la théobromine, des toniques cardio-vasculaires, tels que la digitale, que peuvent se produire la résorption et l'élimination des liquides d'infiltration. Nous développerons plus loin ces considérations, en étudiant la cure de déchloruration.

Chez le malade de l'observation X la rétention chlorurée est d'autant plus marquée qu'elle relève à la fois de l'insuffisance du système cardio-vasculaire et de l'état du rein, dont la perméabilité aux chlorures est très diminuée. Le système cardio-vasculaire ayant perdu sa tonicité, le cœur se laisse dilater, la stase veineuse survient, le chlorure de sodium va s'accumuler dans les tissus, augmentant encore de ce fait le travail cardiaque et par suite son insuffisance. Les troubles cardiaques sont donc, comme nous le voyons, encore plus accusés lorsque le rein présente en même temps une perméabilité très diminuée pour les chlorures.

Ces deux facteurs d'insuffisance cardiaque, chloruration alimentaire d'une part, fatigue et surmenage d'autre part, se trouvent habituellement réunis. Dans l'étude de ces trois malades nous les avons dissociés. Nous avons ainsi montré que, chez des sujets en état de méiopragie cardiaque, soumis au repos le plus complet, l'ingestion de chlorure de sodium favorise, au même titre que la fatigue et le surmenage, la dilatation du cœur et peut provoquer l'apparition des phénomènes asystoliques.

Tous ces faits établissent nettement l'importance du rôle pathogénique de la rétention chlorurée dans la genèse des accidents cardiaques. Comme nous l'avons vu, il n'y a pas de trouble asystolique sans rétention chlorurée, et la déchloruration constitue le phénomène critique essentiel qui indique le retour à la santé. De plus, la rétention chlorurée peut provoquer, à elle seule, l'apparition ou la réapparition des accidents asystoliques, la première ne faisant que devancer une rupture d'équilibre circulatoire, probablement en imminence, la seconde, d'une explication plus facile, se manifestant chez des sujets en état déjà d'équilibre circulatoire instable. L'ingestion de chlorures en excès, ou quelquefois même en petite quantité, provoque chez un sujet en état de méiopragie cardiaque des modifications humorales qui, en dernier ressort, retentissent sur la dynamique vasculaire. Comme le sang ne peut se surcharger en chlorures, ceux-ci s'accumulent dans les tissus, dont ils provoquent l'hydratation ; il est alors nécessaire, pour que l'organisme se débarasse de l'élément surajouté, qu'il y ait un renforcement de la tonicité cardiaque associée avec une vaso-constriction, et par suite une augmentation de l'activité circulatoire, ramenant dans son sens normal le courant interverti des échanges interstitiels. Ces phénomènes ne peuvent se produire lorsque le système cardio-vasculaire, devenu insuffisant, ne peut retrouver l'énergie qui lui manque.

En pareil cas, les sujets cardiaques, auxquels on donne en abondance le chlorure de sodium qu'ils ne peuvent éliminer, se comportent dans cette épreuve comme ils le font en présence de fatigues physiques, ou de mouvements un peu violents. Dans l'un et l'autre cas apparaissent des phénomènes semblables, essoufflement, dyspnée, œdèmes locaux puis généralisés, dilatation cardiaque, insuffisance tricuspidienne. Dans les deux cas, aussi, le phénomène, désormais facile à déceler et essentiel, est constitué par la rétention chlorurée : qu'elle soit primitive

dans le premier cas, ou consécutive, dans le second, à la défaillance vasculaire, elle n'en commande pas moins tous les
accidents qui caractérisent la sub-asystolie.

Nous voyons, en résumé, que cette notion de l'asystolie par
rétention chlorurée a une importance pathogénique de premier
ordre. Elle nous rend compte de certains phénomènes, qui se-
raient inexplicables sans elle, et qui consistent dans la repro-
duction des complications les plus graves des affections du
cœur, pendant le repos le plus complet du malade.

*
* *

Tous les cardiaques sortant d'une crise d'asystolie sont loin
de présenter une telle sensibilité au chlorure de sodium, et l'on
peut voir des malades qui, encore œdématiés, n'accusent aucun
trouble du fait de son ingestion et l'éliminent parfaitement. C'est
ce que nous avons pu constater dans les trois observations suivantes.

Observation XII.

Dans cette observation, il s'agit d'une infirmière de 19 ans, ne présentant d'autres antécédents qu'une angine à l'âge de 8 ans. Un mois
avant d'entrer à l'hôpital Cochin, cette jeune femme avait été prise
pour la première fois de dyspnée, de vertiges et d'œdème péri-malléolaire le soir après son travail. Cet œdème, qui avait augmenté au point
de la forcer d'abandonner son service, persistait lors de l'entrée à
l'hôpital. Il avait déjà disparu, lorsqu'on commença à la soumettre au
régime lacté exclusif.

Après cinq jours de régime lacté, le poids est resté immobilisé, oscillant entre 65 kgr. 550 et 66 kgr. 400. Après avoir ajouté au régime la
dose quotidienne de 10 grammes de chlorure de sodium pendant quatre
jours et de 15 grammes pendant quatre jours, le poids resta toujours
stationnaire, oscillant autour des mêmes chiffres, puisque, après cette
période de huit jours de chloruration alimentaire, la malade pesait
66 kgr. 150

Observation XIII.

Cette observation a trait à une femme de 49 ans, ayant souffert de plusieurs attaques de rhumatisme articulaire aigu et qui, depuis trois ans, avait été atteinte à plusieurs reprises de dyspnée et de palpitations. Elle entre à l'hôpital Cochin avec une dyspnée considérable et des œdèmes des membres inférieurs survenus à la suite d'une grippe. Le cœur était hypertrophié. On entendait à l'auscultation un double souffle mitral. Le foie était gros et douloureux. On notait un reflux hépato-jugulaire des plus nets.

Lorsqu'on commença à soumettre la malade au régime lacté (2 litres), l'œdème n'était plus que très léger. En quatre jours son poids s'abaissa d'une quantité insignifiante, de 50 kilogrammes à 49 kgr. 350.

Laissée pendant sept jours à ce régime lacté, additionné quotidiennement de 15 grammes de chlorure de sodium, cette femme resta avec un poids pour ainsi dire stationnaire puisqu'il était de 50 kgr. 350 le septième jour de la chloruration. Le bilan des chlorures montrait que le sel éliminé était en quantité un peu inférieure à celle absorbée.

Observation XIV.

C'est l'observation d'un vieux cardiaque, ancien rhumatisant, qui avait déjà présenté des œdèmes en 1889 et qui, lorsqu'il entra à l'hôpital Cochin, était presque constamment arrêté par des crises d'œdème et de dyspnée, depuis 1898.

Après trois jours de régime lacté et de repos à l'hôpital, sans aucune intervention médicamenteuse, sous la seule influence du régime lacté (2.500 grammes par jour), le poids de cet homme tomba de 55 kgr. 250 à 52 kgr. 850 et les œdèmes s'effacèrent. Le bilan des chlorures montra que cet homme pendant cette période avait rendu trois fois plus de sel qu'il n'en avait absorbé.

Pendant les cinq jours suivants, il fut soumis au même régime lacté, additionné quotidiennement de 10 grammes de chlorure de sodium dissous dans 500 grammes de bouillon préparé sans sel. Malgré cette chloruration intensive, le poids du malade pendant cette période tombe progressivement de 52 kgr. 650 à 49 kgr. 500 ; cependant, pendant cette période de chloruration, le malade avait absorbé 1 litre de liquide de plus que pendant la période précédente ; il est vrai que la diurèse avait augmenté d'environ 1 litre par jour. Le bilan des chlorures montre que le malade avait rendu plus de sel qu'il n'en avait absorbé.

Tableau de l'observation XIV.

NUMÉROS des épreuves	DATES	RÉGIMES ALIMENTAIRES					TOTAL des chlorures ingérés	TOTAL des chlorures urinaires	PHOSPHATES	URÉE	ALBUMINE	Δ	QUANTITÉ des URINES	POIDS DU CORPS
1	26 septembre .	Régime lacté. — 1 litre.	. . . .		NaCl alimentaire — 1,70	. . . . .	1,70	10,03	1,91	28,14	traces	»	1,320	55,250
	27 — .	2 l. 500	. . . .		4,25	. . . . .	4,25	9,15	1,27	12,70	»	»	1,420	53,700
	28 — .	2 l. 500	. . . .		4,25	. . . . .	4,25	13,80	2,17	10,70	»	»	2,150	52,850
2	29 septembre .	Régime lacté. — 2 l. 500	Bouillon préparé sans sel. — 500 gr.	Tisane — »	NaCl alimentaire — 4,25	+NaCl,10gr.	14,25	22,13	2,31	14,08	traces	»	2,200	52,650
	30 — .	»	»	500 gr.	»	»	14,25	22,93	2,23	18,23	0	»	2,970	51,250
	1ᵉʳ octobre . .	»	»	»	»	»	14,25	26,20	»	11,78	0	»	3,200	49,500
	2 — . .	»	»	1 litre	»	»	14,25	19,30	2,22	6,15	0	»	2,500	49,300
	3 — . .	»	»	»	»	»	14,25	17,68	3,94	20,22	0	»	2,700	49,200

Ces trois observations montrent que chez des cardiaques, jeunes ou vieux, à peine sortis d'un état asystolique et encore en puissance d'œdème, on peut voir, malgré une chloruration alimentaire intense, les œdèmes et le poids diminuer progressivement. Dans ce cas, le bilan des chlorures nous montre tantôt une élimination de sel par les urines en quantité à peu près égale, ou même un peu inférieure à celle absorbée ; tantôt, au contraire, ce bilan indique une quantité de sel éliminée très supérieure à celle ingérée. Le chlorure de sodium dans ce dernier cas est entraîné dans la débâcle urinaire au fur et à mesure de son absorption.

Chez de tels sujets, si, sous l'influence du sel ingéré, le poids, au lieu de s'élever, continue à s'abaisser, c'est sans aucun doute parce qu'au moment où l'épreuve de la chloruration alimentaire est instituée, le cœur et les vaisseaux ont déjà retrouvé leur tonicité. La chasse sanguine ayant repris son cours régulier, le sel n'est plus entraîné dans les liquides infiltrés par un courant osmotique contrarié.

CHAPITRE IV

CHLORURATION ET ÉLIMINATION CHLORURÉE DANS LA PÉRIODE D'ADAPTATION ET LA PÉRIODE PRÉ-ASYSTOLIQUE.

Nous avons montré, dans le chapitre précédent, que l'ingestion de chlorure de sodium était capable, chez un sujet relevant d'une attaque d'asystolie, non seulement de faire revenir l'infiltration des tissus et l'œdème, mais encore de provoquer, à brève échéance et en plein repos, des accidents semblables à ceux qui venaient de disparaître.

Il était intéressant de rechercher comment se comportait l'élimination des chlorures chez les cardiaques en dehors des périodes d'asystolie, et de déterminer le rôle qui revient à la rétention chlorurée dans l'apparition des premières manifestations cliniques de l'insuffisance cardiaque.

Notre étude a porté sur huit cardiaques atteints de lésion aortique, mitrale, ou de myocardite, en état d'adaptation parfaite ou apparente, qui, en tout cas, ne présentaient aucun des phénomènes asystoliques. Nous avons divisé ces observations en trois séries.

Ces trois séries sont disposées par ordre, pour ainsi dire, croissant, depuis le moment où l'ingestion des chlorures ne provoque aucun trouble subjectif et où l'équilibre s'établit rapidement, comme chez un individu normal, jusqu'à celui où elle détermine l'apparition du tableau, déjà ébauché, de l'insuffisance cardiaque chez un sujet jusqu'alors indemne de tout accident de cet ordre. En comparant, dans ces divers cas, les troubles fonctionnels, et le mode d'élimination des chlorures, nous nous apercevons qu'il y a une corrélation évidente entre oux et que, non plus seulement à l'heure de l'asystolie, comme antérieurement, mais déjà aux premières alertes et à longue échéance cependant de l'insuffisance cardiaque, correspondent une élimination imparfaite des chlorures ingérés et une difficulté plus grande de l'organisme à maintenir l'équilibre de son système circulatoire vis-à-vis d'une surcharge mécanique, même minime, que lui impose l'excès de chlorures ingérés.

PREMIÈRE SÉRIE

Voici tout d'abord les cas de la première série. Nous aurions pu en rapporter plusieurs ; deux nous suffiront comme exemples.

Dans la première observation, il s'agit d'une insuffisance mitrale chez un jeune sujet, avec adaptation organique parfaite ; l'ingestion de chlorure à la dose de 10 et 15 grammes est suivie d'une élimination régulière et ne provoque aucun trouble subjectif ni objectif.

Observation XV.

G..., âgé de 23 ans, plâtrier, entre, le 9 *mars* 1905, à l'hôpital Saint-Antoine, salle Lorain, n° 16, pour des palpitations de cœur.

On ne relève dans ses antécédents aucune maladie jusque dans ces dernières années. En 1903, attaque de rhumatisme articulaire aigu, qui dure environ deux mois. Quelques mois après, il part pour le service militaire. Bien portant, il peut exécuter les marches et les exercices sans présenter le moindre trouble.

Il y a un mois, il est pris à nouveau de douleurs articulaires ; il entre à l'hôpital militaire de Commercy, où il reste trois semaines. Guéri, il quitte l'hôpital le 8 *mars* avec un congé de convalescence et revient à Paris dans sa famille. C'est pendant le trajet de Commercy à Paris que le malade ressent pour la première fois des palpitations qui attirent son attention sur son cœur ; le lendemain, il entre à l'hôpital Saint-Antoine,

Tableau de l'observation XV

DATES	RÉGIME ALIMENTAIRE DE LA VEILLE	NaCl alimentaire	NaCl urinaire		QUANTITÉ d'urine	POIDS du corps
			p. 1.000	total		
1905					gr.	k. gr.
12 mars..	Régime déchloruré : tisane, 1.000 gr.; vin, 300 gr............	1,50	5,60	5 60	1.000	72 400
13 — ..	— —	—	5,90	5,60	950	72 200
14 — ..	— —	—	5,70	6,55	1.150	72 300
15 — ..	— —	—	2,90	2,90	1.000	72 »
16 — ..	— —	—	2,60	2,34	900	72 500
17 — ..	— —	—	3,90	3,12	800	72 500
18 — ..	— —	—	2,80	3,08	1.100	72 700
19 — ..	— —	—	1,30	1,43	1.100	73 »
20 — ..	— —	—	3,30	3,30	1.000	72 800
21 — ..	— —	—	3,20	3,04	950	72 900
22 — ..	— —	—	1,70	1,70	1.000	72 95''
23 — ..	— —	—	2,30	2,07	900	73 400
24 — ..	— —	—	2,00	2,00	1.000	73 50''
25 — ..	— —	—	2,00	2,00	1.000	73 600
26 — ..	— —	—	2,00	2,60	1.300	74 200
27 mars..	Régime déchloruré : bouillon, 500 gr.; tisane, 500 gr.; vin, 300 gr............	1,50 + 3 = 4,50	2,90	5,22	1.800	74 200
28 — ..	— —	1,50 + 10 = 11,50	6,90	12,00	1.750	74 ''
29 — ..	— —	—	6,20	10,80	1.750	74 500
30 — ..	— —	—	7,30	10,95	1.500	74 450
31 — ..	— —	—	7,10	10,65	1.500	74 700
1er avril.	— —	—	6,50	9,75	1.500	74 800
2 — ..	— —	—	7,90	10,27	1.300	74 400
3 avril..	Régime déchloruré: tisane, 1.000 gr.; vin, 300 gr...........	1,50 + 3 = 4,50	5,40	6,75	1.250	74 500
4 avril..	Régime déchloruré : bouillon, 1.000 gr.; tisane, 500 gr.; vin, 300 gr............	1,50 + 15 = 16,50	8,80	14,96	1.700	74 400
5 — ..	— —	—	10,80	18,9	1.750	74 700
6 — ..	— —	—	7,40	15,17	2.050	74 700
7 — ..	— —	—	6,10	10,37	1.700	74 400
8 — ..	— —	—	8,70	13,92	1.600	75 »
9 — ..	— —	—	7,40	16,28	2.200	75 »

se plaignant encore de quelques palpitations, mais n'accusant aucun autre trouble fonctionnel.

A l'examen du cœur, on constate au foyer mitral l'existence d'un souffle systolique intense se propageant dans l'aisselle. Les bruits du cœur sont bien frappés et réguliers.

Le pouls est normal. La tension artérielle est de 15 centimètres.

L'examen des autres appareils est négatif.

Il n'y a pas d'œdème malléolaire.

On prescrit le régime déchloruré.

Le 27 *mars*, on commence la chloruration : on ajoute au régime alimentaire la dose quotidienne de 9 grammes de chlorure de sodium.

Le 3 *avril*, la dose de chlorure de sodium est portée à 15 grammes.

Le malade supporte très bien cette chloruration alimentaire ; il ne présente aucun trouble fonctionnel. Son état est tout à fait satisfaisant.

Le 9, on arrête l'épreuve de la chloruration.

La seconde observation est de même signification : double lésion cardiaque chez un sujet jeune, élimination chlorurée satisfaisante. A peine pourrait-on noter, peut-être, dans la première période une mise en équilibre un peu plus paresseuse vis-à-vis de l'ingestion des chlorures en excès.

Observation XVI.

L..., Victor, âgé de 22 ans, ébéniste, entre, le 9 *mars* 1905, à l'hôpital Saint-Antoine, salle Lorain, n° 24.

Le malade a eu, à 11 ans, une première attaque de rhumatisme articulaire aigu qui a duré deux mois. Depuis lors, les attaques de rhumatisme se sont renouvelées presque toutes les années. C'est pendant la cinquième attaque, survenue à l'âge de 15 ans, que les manifestations cardiaques ont pour la première fois apparu, sous forme de palpitations, douleurs pongitives au niveau de la pointe du cœur, dyspnée nocturne. L'attaque de rhumatisme terminée, ces troubles persistent ; le malade reprend son métier, mais la dyspnée d'effort survient, l'obligeant de s'arrêter fréquemment dans son travail pour reprendre haleine ; l'œdème apparaît le soir au niveau des malléoles, persistant bientôt toute la nuit et perceptible encore le matin au réveil.

Dans la suite, de nouvelles attaques de rhumatisme se produisent, et en même temps les symptômes fonctionnels deviennent de plus en plus marqués. Le malade, pourtant, conserve un bon appétit et ne suit aucun régime.

Au mois de février de cette année, il entre à l'hôpital Saint-Antoine,

Tableau de l'observation **XVI**.

DATES	RÉGIME ALIMENTAIRE DE LA VEILLE	NACl alimentaire	NaCl urinaire		QUANTITÉ d'urine	POIDS du corps
			p. 1.000	total		
1905 11 mars. .	Régime déchloruré : tisane, 1.000 gr. ; vin, 300 gr.	1,50	5,50	9,90	gr. 1.800	k. gr. 58 000
12 — . .	— —	—	4 »	3,40	850	57 800
13 — . .	— —	—	5,60	5,04	900	58 200
14 — . .	— —	—	3,70	3,52	950	57 700
15 — . .	— —	—	2,30	1,84	800	57 950
16 — . .	— —	—	2,70	3,24	1.200	57 900
17 — . .	— —	—	2,60	3,25	1.250	58 200
18 — . .	— —	—	2,10	2,62	1.250	58 400
19 — . .	— —	—	3,90	5,07	1.300	58 100
20 — . .	— —	—	1,90	1,52	800	58 000
21 — . .	— —	—	3 »	2,25	750	58 300
22 — . .	— —	—	1,80	2,16	1.200	58 200
23 — . .	— —	—	2,20	1,54	700	58 200
24 mars. .	Régime déchloruré : tisane, 500 gr. ; vin, 300 gr. ; bouillon. 500 gr.	1,50 + 9 = 10,50	3,30	2,64	800	59 300
25 — . .	— —	—	4,60	3,68	800	59 900
26 — . .	— —	—	7,40	6,66	900	60 600
27 — . .	— —	—	10,20	13,26	1.300	60 500
28 — . .	— —	—	8 »	8 »	1.000	60 800
29 — . .	— —	—	8,50	12,75	1.500	61 000
30 — . .	— —	—	9,30	14,41	1.550	60 700
31 — . .	— —	—	7,30	8,39	1.150	61 000
1er avril .	— —	—	8,50	8,50	1.000	61 600
2 — .	— —	—	9,30	7,44	800	60 900
3 — .	— —	—	10 »	10 »	1.000	61 700
4 avril. .	Régime déchloruré : tisane, 500 gr. ; vin, 300 gr. ; bouillon, 1.000 g.	1,50 + 15 = 16,50	9,80	17,15	1.750	62 000
5 — . .	— —	—	8,60	12,90	1.500	61 800
6 — . .	— —	—	6,50	13 »	2.000	61 700
7 — . .	— —	—	6,50	19,18	2.950	61 200
8 — . .	— —	—	8,50	17 »	2.000	61 600
9 — . .	— —	—	7,70	13,46	1.750	62 100
10 avril. .	Régime déchloruré : tisane, 1.000 gr. ; vin, 300 gr.	1,50	5,50	9,90	1 800	61 400
11 — . .	— —	—	3,40	3,57	1.050	61 300
12 — . .	— —	—	2,30	3,56	1.550	61 000
13 — . .	— —	—	3,20	3,20	1.000	61 000
14 — . .	— —	—	2,70	2,70	1.000	61 100
15 — . .	— —	—	1,50	1,87	1.250	61 100

dans le service du docteur Lenoir, pour une nouvelle attaque de rhumatisme ; il en sort amélioré au bout de quinze jours ; mais les troubles cardiaques persistant, il entre le 9 *mars* dans le service du docteur Vaquez.

A l'examen, on constate que le cœur est augmenté de volume ; la
pointe bat dans la partie supérieure du sixième espace, un peu en
dehors de la ligne mamelonnaire. A l'auscultation, on entend un souffle
d'insuffisance mitrale et un souffle d'insuffisance aortique.

Le pouls, régulier, bat à 80.

Il existe un double souffle crural très net.

Le foie dépasse d'un travers de doigt le rebord costal et n'est pas douloureux à la pression.

Dans les poumons, quelques râles sibilants disséminés.

Les urines ne contiennent pas d'albumine.

Poids : 58 kgr. 800.

On met le malade au régime déchloruré avec 1 l. 300 de boisson.

Les jours suivants, [les troubles fonctionnels s'amendent. La dyspnée
diminue et disparaît, ne revenant guère que de temps à autre pendant la
nuit. Il n'y a plus de râles dans la poitrine.

24 mars. — État satisfaisant. On ajoute à dater de ce jour 9 grammes
de chlorure de sodium au régime alimentaire.

Aucun symptôme nouveau n'apparaît.

3 avril. — On porte la dose de chlorure de sodium à 15 grammes.

Le malade supporte très bien cette chloruration alimentaire.

9. — On institue le régime déchloruré jusqu'au 15 avril, date à
laquelle l'équilibre chloruré est établi.

DEUXIÈME SÉRIE

Nous abordons maintenant la deuxième série d'observations.
Nous allons voir, toujours chez des sujets en état apparent
d'adaptation parfaite, l'ingestion des chlorures en excès provoquer la production de troubles organiques, fugaces d'abord,
transitoires, puis un peu plus persistants, gêne respiratoire,
insomnie, râles d'œdème pulmonaire, cessant d'ailleurs dès
qu'on remet le malade à un régime déchloruré ou hypochloruré.

La première de ces observations pourrait servir de transi-
tion entre les deux séries ; nous pouvons la résumer ainsi : maladie mitrale chez un jeune sujet, n'ayant donné lieu qu'à un

peu de dyspnée d'effort ; l'ingestion des chlorures provoque, au quatrième jour, avec un peu d'augmentation du poids, de la dyspnée nocturne, avec insomnie persistant pendant 48 heures et disparaissant spontanément.

Observation XVII.

B..., âgée de 19 ans, couturière, entre, le 12 janvier 1905, à l'hôpital Saint-Antoine, salle Damaschino, n° 15, pour des douleurs rhumatismales.

En l'interrogeant, on apprend qu'elle a déjà eu auparavant des attaques de rhumatisme articulaire : la première, à l'âge de 15 ans, généralisée à toutes les articulations, a duré 3 semaines ; la deuxième, au commencement de l'année dernière, a laissé à sa suite des palpitations et de la dyspnée d'effort. La malade vint alors dans le service du docteur Vaquez, où l'on porta le diagnostic de maladie mitrale.

Enfin, il y a un mois, elle a été reprise de douleurs rhumatismales qui la ramènent de nouveau dans le service.

A son entrée, on constate que le rhumatisme s'est surtout localisé dans les articulations du membre supérieur gauche, qui sont augmentées de volume et douloureuses. La température est de 37°,8 environ ; il n'y a pas d'écoulement vaginal.

Le cœur n'est pas augmenté de volume ; la pointe bat dans le cinquième espace, en dedans de la ligne mamelonnaire. A l'auscultation, les bruits du cœur, réguliers, ne sont pas assourdis ; on entend à la pointe un roulement diastolique et un souffle systolique intense se propageant dans l'aisselle, accompagné par instants d'un bruit piaulant télésystolique.

Le pouls, bien frappé, bat à 76°.

L'examen des poumons montre aux sommets une submatité, une inspiration rude avec expiration prolongée.

Il n'y a pas d'œdème malléolaire.

On met la malade au lait et au salicylate de soude.

Les jours suivants, les douleurs articulaires s'atténuent et disparaissent, la fièvre tombe. Sensation de bien-être. On supprime le salicylate de soude.

17 *janvier*. — On prescrit le régime déchloruré et un litre de bière.

25. — Le régime déchloruré est très bien supporté ; on l'additionne de 9 grammes de chlorure de sodium ; on supprime un demi-litre de bière, que l'on remplace par un demi-litre de bouillon.

26. — La malade a passé une mauvaise nuit ; elle se plaint d'être gênée pour respirer.

27. — La dyspnée et l'insomnie persistent.

Les jours suivants, la dyspnée s'atténue et disparaît.

Tableau de l'observation XVII.

DATES	RÉGIME ALIMENTAIRE DE LA VEILLE	NaCl alimentaire	NaCl urinaire		QUANTITÉ d'urine	POIDS du corps
			p. 1.000	total		
1905					gr.	k. gr.
18 janvier	Régime déchloruré..	1,50	7,10	4,26	600	47 100
19 —	— — ..	—	8,80	3,52	400	47 000
20 —	— — ..	—	6.30	3,78	600	46 600
21 —	— — ..	—	3,80	3,04	800	46 600
22 —	— — ..	—	5,30	3,18	600	46 500
23 —	— — .	—	3,80	2,28	600	46 600
24 —	— — ..	—	2,70	1,62	800	46 600
25 —	— — ..	—	2,40	1,68	700	47 000
26 janvier	Régime déchloruré..	1,50 + 9 = 10,50	6 »	4,80	800	47 800
27 —	— — ..	—	11,30	9,04	800	48 200
28 —	— — ..	—	10,60	9,54	900	48 600
29 —	— — ..	—	10,50	11,55	1.100	49 000
30 —	— — ..	—	8,10	10,12	1.250	48 850
31 —	— — ..	—	7,80	11,70	1.500	48 900
1er février	— — ..	—	7,50	9,75	1.300	48 700
2 —	— — ..	—	8,20	11,07	1.350	49 600
3 —	— — ..	—	7,50	7,50	1.000	49 200
4 —	— — ..	—	9,40	8,93	950	49 700
5 —	— . — ..	—	8,40	10,92	1.300	49 700

1er *février*. — L'insomnie a cessé ; la malade se sent bien portante.

Il n'y a pas trace d'œdème malléolaire.

5. — L'état est toujours satisfaisant.

Nous pouvons rapprocher, de cette observation, l'observation suivante, publiée par MM. Vaquez et Laubry dans leur communication sur *le régime hypochloruré chez les cardiaques*. Il s'agit d'un mitral en état d'adaptation parfaite, chez qui, à aucune période de son séjour à l'hôpital, on ne put constater d'œdème et de rétention chlorurée ; mais, phénomène intéressant, l'albuminurie qu'il présentait à son entrée à l'hôpital, et qui avait diminué avec le régime lacté, augmenta aussitôt, sous l'influence du régime chloruré, pour retomber ensuite dans des chiffres très faibles avec une alimentation dépourvue de sel.

Observation XVIII (1).

C..., typographe, 28 ans, entre, le 22 octobre 1903, à l'hôpital Saint-Antoine, salle Lorain, n° 23.

Antécédents personnels et histoire de la maladie. — A quinze ans, rhumatisme articulaire aigu, se compliquant de lésions valvulaires.

Tableau de l'observation XVIII.

DATES	NATURE DU RÉGIME	ALIMENTATION	Chlorures du régime.	Chlorures supplém.	Quantité d'urine.	Chlorures par litre.	Chlorure total.		Albumine totale.
			gr.	gr.	lit.	gr.	gr.		gr.
30 oct.	Rég. lacté.	Lait 2 l. 50.	4 »	»	2,100	1,80	3,78	- 0,76	1,25
31 —	Chlorurie aliment.	Lait 2 l.50. Bouillon 1 l.	4 »	10 »	1,800	2,50	4,50	- 0,85	1,20
1er nov.	—	Lait 2 l. 50. Bouillon 1 l. 50.	4 »	15 »	2,800	2,20	6,16	- 0,76	2,50
2 —	—	Lait 3 l. 50. Bouillon 1 l. 50.	5,60	15 »	3,200	4,50	14,40	- 0,70	2,75
3 —	—	—	5,60	15 »	3,400	5 »	17 »	»	3,25
4 —	Rég. ord. pl. lait 2¹50.	—	Env. 15 gr. sel.		1,800	7,30	13,10	»	3 »
5 —	—	—	—		2,300	7 »	16,10	»	3,25
6 —	—	—	—		2,500	7 »	17,10	»	3,50
7 —	—	—	—		2,250	7 »	15,17	»	3,75
8 —	R. déchlor.	Lait 1 l. 50. Pain déchloruré 250 gr. Viande 200 gr. Pommes de terre 50 gr. Beurre, citron, etc.	2 »	»	»	»	»	»	2,25
9 —	—	—	»	»	»	»	»	»	1,25
10 —	—	—	»	»	»	»	«	»	0,75
11 —	—	—	»	»	»	»	»	»	0,25

Il y a deux mois, a été pris de dyspnée plus vive, de palpitations ayant éclaté avec cette intensité à la suite d'une bronchite aiguë. Néanmoins, continue sa profession, qui nécessite cependant par moments un effort considérable.

Un œdème malléolaire persistant, survenu il y a 3 semaines, la pré-

(1) Observation publiée par MM. Vaquez et Laubry à la *Société médicale des Hôpitaux*, le 13 novembre 1903.

sence d'albumine constatée en quantité considérable, 2 gr. 50, au cours d'une analyse, et surtout une hémoptysie survenue il y a 3 jours, effraient le malade et le font entrer à l'hôpital.

Quelques antécédents héréditaires tuberculeux.

Examen du malade. — Léger œdème malléolaire. Facies pâle, sans aspect d'asystolique.

Cœur. — On constate, à l'inspection, un soulèvement en masse de la région précordiale, surtout au niveau de la pointe. La palpation est assez douloureuse. A la percussion on ne constate ni hypertrophie, ni dilatation. A l'auscultation, un roulement présystolique, un souffle assez fort se prolongeant pendant la systole avec la propagation axilaire et une accentuation fort nette du deuxième ton pulmonaire.

Le pouls est petit, régulier. Tension artérielle, 16 à 17 centimètres.

Les urines sont chargées d'albumine.

Légère diarrhée.

Régime lacté, sans aucune médication.

A partir de son entrée, le malade, sous l'influence du repos sans médication, ne ressent plus aucun trouble.

Il est soumis, sans en sentir aucune gêne, à tous les régimes indiqués dans le tableau ci-dessus. Mais le régime lacté et déchloruré fait diminuer l'albumine d'une manière tellement nette, que le malade demande lui-même à être maintenu à ce dernier régime.

Dans les trois observations qui vont suivre, les phénomènes sont encore plus accusés, et nous allons assister aux premières ébauches de la rétention, avec apparition des troubles fonctionnels corrélatifs.

Le premier cas concerne un sujet de 18 ans atteint de maladie mitrale, en état habituel d'adaptation. L'épreuve chlorurée à 9 grammes *pro die* dénote bientôt une difficulté de l'organisme à maintenir l'équilibre, puisqu'au bout d'une période de vingt-quatre jours, sur 252 grammes de chlorures ingérés, 187 gr. 93 seulement ont été éliminés, soit une rétention de 64 gr. 67 avec augmentation de poids de 3 kgr. 350. On note bien parfois une ébauche d'élimination et, à de certains jours, celle-ci atteint 16 gr. 62, 13 gr. 39 ; mais elle ne se maintient pas et il semble que ces chasses intermittentes, non soutenues, soient un phénomène fréquent dans cette période des affections cardiaques, témoignant d'une véritable méiopragie fonctionnelle. Mais, fait extrêmement important, cette rétention, si minime soit-elle relativement à la quotité quotidienne, provoque l'apparition de gêne respiratoire marquée, même au repos, avec sensation de constriction thoracique, insomnie, le tout s'accompagnant de la présence dans la poitrine de râles d'œdème pulmonaire nous imposant l'indication de surprendre la chloruration expérimentale.

Dans le deuxième cas, la rétention chlorurée fut plus manifeste encore, puisque en 8 jours, la quantité de chlorures ingérés atteignant 92 grammes, celle des chlorures éliminés ne fut que de 52 gr. 47, et ce n'est qu'au huitième jour qu'elle atteignit 12 gr. 37, la diurèse ayant été jusque-là très insuffisante.

Enfin dès le quatrième jour, chez ce sujet, jusque-là indemne de tout accident apparent, la dyspnée apparut, tout d'abord modérée, puis très marquée, et persista jusqu'à la fin de l'épreuve.

Le troisième cas est calqué sur le précédent : même élimination intermittente, sans effet suffisant, puisqu'au bout de 14 jours 48 gr. 36 de chlorures ont été retenus avec une augmentation de poids de 2 kgr. 500, mais ici, sans dyspnée marquée ; c'est l'œdème malléolaire qui s'est manifesté.

Observation XIX.

R..., âgé de 18 ans, ébéniste, entre le 13 *janvier* 1905 à l'hôpital Saint-Antoine, salle Lorain, n° 17, pour de la dyspnée et des palpitations.

Il y a quatre ans, ce malade a eu une première attaque de rhumatisme articulaire aigu qui l'a immobilisé au lit pendant un mois. L'année dernière, au mois de septembre, il est atteint d'une seconde attaque de rhumatisme, pour laquelle il entre dans le service du docteur Siredey ; là, on lui découvre une endocardite et on lui applique sur la région précordiale des pointes de feu et des ventouses scarifiées. Il quitte l'hôpital, amélioré, et reprend son travail ; mais bientôt, il voit s'installer peu à peu une dyspnée d'effort et commence à ressentir, le soir en se couchant,

Tableau de l'observation XIX.

DIGNE.

DATES — 1905	RÉGIME ALIMENTAIRE DE LA VEILLE	NaCl alimentaire	NaCl URINAIRE		URÉE		QUANTITÉ d'urine	POIDS du corps
			p. 1.000	total	p. 1.000	total		
		gr.	gr.	gr.	gr.	gr.	gr.	k. gr.
16 janvier.	Régime lacté 2.500 gr................. ..	3,14	2,80	4,76	10,24	17,40	1.700	51 500
17 — ..	—	—	2,70	5,13	16,65	31,64	1.900	51 510
18 — ..	—	—	4,60	3,45	25,72	19,29	750	51 500
19 janvier.	Régime déchloruré. Tisane, 1.000ᵍ; vin, 300ᵍ..	1 50	2,80	2,24	24,59	20,08	800	51 300
20 — ..	—	—	1,70	1,58	22,03	19,88	900	51 500
21 — ..	—	—	2,70	1,62	32,28	19,32	600	51 600
22 — ..	—	—	1,50	1,05	21,43	15,00	700	51 500
23 — ..	—	—	1,60	0,48	14,09	4,22	300	51
24 — ..	—	—	4,60	5,06	14,37	15,80	1.100	51
25 — ..	—	—	1,70	1,19	19,77	13,79	700	51 860
26 — ..	—	—	2,20	2,42	17,42	19,16	1.100	51 400
27 — ..	—	—	1,30	1,17	21,85	19,66	900	51 350
28 janvier.	Rég. déchl. Bouill., 500ᵍ; tis., 500ᵍ: vin, 300ᵍ.	1,50 + 9 = 10,50	2,00	1,00	27,92	13,96	500	51 800
29 — ..	—	—	3,70	2,76	20,49	15,36	750	52 500
30 — ..	—	—	3,70	4,81	12,29	15,97	1.300	52 800
31 — ..	—	—	8,20	9,02	14,86	16,34	1.100	52 600
1ᵉʳ février..	—	—	9,50	16,62	9,99	17,47	1.750	53
2 — ..	—	—	6,30	8,82	19,54	27,34	1.400	53
3 — ..	—	—	7,00	8,75	18,95	23,67	1.250	53 250
4 — ..	—	—	6,90	8,97	12,81	16,65	1.300	53 300
5 — ..	—	—	10,30	13,89	20,49	20,63	1.800	52 900
6 — ..	—	—	5,20	7,28	18,66	26,10	1.400	52 500
7 — ..	—	—	5,10	4,59	30,23	27,21	900	53
8 — ..	—	—	5,90	7,67	23,20	30,16	1.300	52 900
9 — ..	—	—	7,30	6,57	33,56	30,21	900	53 400
10 — ..	—	—	7,80	8,58	21,00	23,10	1.100	53 700
11 — ..	—	—	8,00	8,80	23,31	25,60	1.100	53 800
12 — ..	—	—	5,40	7,02	20,66	26,84	1.300	54
13 — ..	—	—	5,20	7,80	18,95	28,42	1.500	53 800
14 — ..	—	—	10,80	10,80	22,44	22,44	1.000	54
15 — ..	—	—	6,90	5,86	27,74	23,52	850	53 800
16 — ..	—	—	8,40	7,56	26,22	23,60	900	54 200
17 — ..	—	—	6,50	9,10	21,26	29,74	1.400	54 800
18 — ..	—	—	6,60	7,26	24,85	27,38	1.100	54 400
19 — ..	—	—	6,00	7,80	23,05	29,95	1.300	54 300
20 — ..	—	—	7,10	7,10	27,67	27,67	1.000	54 700

pendant quelques minutes, des palpitations accompagnées d'une anxiété respiratoire très marquée ; de temps à autre, particulièrement après le repas, il est pris d'une sensation douloureuse de constriction thoracique ; les troubles persistant, il entre à l'hôpital.

L'examen du cœur donne les renseignements suivants : à la percussion le volume paraît normal ; à la palpation, frémissement présystolique localisé à la pointe ; à l'auscultation on constate au foyer mitral un roulement diastolique suivi d'un léger souffle systolique. On n'entend pas de dédoublement du deuxième bruit. Il s'agit donc d'une maladie mitrale. Le pouls est normal.

L'examen des autres appareils est négatif. Poids : 52 kgr. 700.

On met le malade au régime lacté absolu : 2 litres et demi par jour.

Les troubles fonctionnels s'atténuent, mais de temps à autre le malade accuse un point douloureux au niveau de la région précordiale.

Le 18 *janvier*, on remplace le régime lacté par le régime déchloruré ; on donne en même temps, tous les jours, la même quantité de boissons, 1 litre de tisane et 30 centilitres de vin.

27. — Même état. On ajoute au régime alimentaire du chlorure de sodium à la dose de 9 grammes, répartis de la façon suivante : 5 grammes dans un demi-litre de bouillon préparé spécialement sans sel et 4 grammes aux deux repas. Pour que la quantité des boissons reste la même, on supprime un demi-litre de tisane. On continue la chloruration les jours suivants.

3 *février*. — Un peu de gêne respiratoire. A l'auscultation du poumon, quelques râles sous-crépitants aux deux bases. Pas d'œdème malléolaire.

6. — Le malade se plaint d'une sensation douloureuse de constriction dans la région épigastrique et d'une céphalée continue.

7. — Les troubles de la veille n'ont pas persisté ; aux poumons les râles sous-crépitants ont diminué.

15. — Depuis quelques jours, le malade a de l'oppression, surtout marquée la nuit. Palpitations, insomnie : la céphalée a réapparu.

Le 20, on cesse la chloruration alimentaire.

Observation XX.

C..., Lucien, âgé de 15 ans, tailleur de limes, entre, le 9 mars 1905, à l'hôpital Saint-Antoine, salle Lorain, n° 21 *bis*, pour des palpitations de cœur.

Dans ses antécédents on relève, à 9 ans, une première attaque de rhumatisme, qui dure à peine une dizaine de jours ; à 12 ans, deuxième attaque de rhumatisme, qui se complique d'une congestion pulmonaire.

Il y a trois semaines, le malade a été repris de douleurs articulaires pour lesquelles il entre à l'hôpital Saint-Antoine, salle Aran, dans le service du docteur Lenoir. Jusqu'alors il n'avait présenté aucune manifestation cardiaque. C'est au cours de cette nouvelle attaque de rhumatisme qu'il a ressenti, il y a dix jours, un soir, en se couchant, de violentes palpitations, de cœur qui n'ont pris fin qu'au bout de deux heures et ne se sont plus renouvelées depuis. Aucun autre trouble fonctionnel.

Il quitte l'hôpital, mais y revient au bout de quelques jours, dans le service du docteur Vaquez.

Le malade est de très petite taille pour son âge, amaigri, le facies est pâle et souffreteux.

Les douleurs articulaires ont complètement cessé.

A l'examen du cœur on constate : à la palpation, un léger frémissement présystolique à la pointe ; à l'auscultation, un rythme mitral complet : roulement diastolique, souffle systolique intense propagé dans l'aisselle et dans le dos, dédoublement du deuxième bruit à la base. Accentuation du second bruit au foyer de l'artère pulmonaire.

Tableau de l'observation XX.

DATES	RÉGIME ALIMENTAIRE de la veille	NaCl alimentaire	NaCl urinaire		QUANTITÉ d'urine	POIDS du corps
			p. 1.000	total		
			gr.	gr.	gr.	k. gr.
1905 26 mars..	Régime déchloruré : bouillon, 500 gr. ; tisane, 500 gr. ; vin, 300 gr.............	1,50+10=11,50	6,00	3,90	650	37 100
27 — ..	—	—	5,40	4,32	800	37 900
28 — ..	—	—	10,60	9,54	900	38 000
29 — ..	—	—	8,70	7,83	900	37 600
30 — ..	—	—	7,90	3,95	500	37 700
31 — ..	—	—	8,00	4,80	600	38 300
1er avril..	—	—	9,60	5,76	600	38 400
2 — ..	—	—	9,90	12,37	1.250	38 400

Le pouls, petit, régulier, bat à 88.

Le foie déborde d'un travers de doigt les fausses côtes.

L'examen des autres appareils est négatif

Il n'y a pas d'œdème malléolaire.

Les urines ne contiennent pas d'albumine. Poids : 36 kgr. 700.

On prescrit le régime déchloruré.

Les jours suivants, le malade mange de bon appétit et ne ressent aucun malaise. La quantité des urines, qui était de 500 grammes à son entrée, s'élève presque immédiatement et oscille autour de 1.000. Il se produit en même temps une légère déchloruration : l'élimination chlorurée est de 2 à 3 grammes environ par jour.

25 *mars*. — L'équilibre chloruré paraît établi. Poids : 36 kgr. 700.

On ajoute 10 grammes de chlorure de sodium au régime alimentaire. On continue cette chloruration les jours suivants.

28. — Les urines sont tombées au-dessous de 1.000 grammes. Le poids augmente : 38 kilogrammes. Le malade présente, le soir, un peu d'oppression.

31. — La dyspnée est plus marquée.

Rien de nouveau au cœur et aux poumons.

Pas d'œdème malléolaire.

2 *avril*. — État stationnaire. La quantité des urines, qui était hier de 600 grammes, s'élève aujourd'hui à 1.250. Poids : 38 kgr. 400.

Le malade quitte l'hôpital.

Observation XXI.

G..., âgée de 21 ans, couturière, entre, le 16 mars 1905, à l'hôpital Saint-Antoine, salle Damaschino, n° 15, pour de la dyspnée d'effort.

On ne relève aucune maladie dans ses antécédents. Mais, depuis l'âge de 17 ans, elle présente de l'essoufflement facile et une faiblesse générale. Depuis 6 mois, la dyspnée devient de plus en plus marquée, survenant au moindre effort, les palpitations du cœur apparaissent. La malade est bientôt obligée d'interrompre son travail et vient alors à l'hôpital.

En plus de la dyspnée d'effort et des palpitations, elle accuse alors un point douloureux dans l'espace interscapulo-vertébral gauche, dans la région de l'oreillette gauche.

Elle est de petite taille et présente un certain degré d'infantilisme. A l'examen du cœur on constate tous les signes d'un rétrécissement mitral pur : frémissement cataire présystolique, roulement diastolique, dédoublement du second bruit.

L'examen des autres appareils est négatif.

Il n'y a pas d'œdème malléolaire.

Poids : 41 kgr. 400.

On prescrit le régime déchloruré.

23 *mars*. — Amélioration notable ; la dyspnée et les palpitations ont diminué. Poids : 40 kilogrammes.

On ajoute au régime alimentaire la dose quotidienne de 9 grammes de chlorure de sodium.

27. — Palpitations de cœur. Poids : 42 kgr. 400.

27. — Très léger œdème malléolaire.

30. — La malade se sent mieux ; les palpitations ont cessé.

Les jours suivants, même état.

Poids : 42 kgr. 500.

6 *avril.* — On cesse la chloruration alimentaire.

13. — État stationnaire. Poids : 41 kgr. 400.

La malade demande à être remise au régime ordinaire et quitte quelques jours après l'hôpital.

Tableau de l'observation XXI.

DATES	RÉGIME ALIMENTAIRE de la veille	NaCl alimentaire	NaCl urinaire		QUANTITÉ d'urine	POIDS du corps
			p. 1.000	total		
1905		gr.			gr.	k. gr.
18 mars. .	Régime déchloruré	1,50	9,50	4,28	450	39 900
19 — . .	— —	—	3,90	1,17	300	39 800
20 — . .	— —	—	4,10	2,05	500	40 000
21 — . .	— —	—	3 »	2,25	750	40 000
22 — . .	— —	—	2,50	1,75	700	40 000
23 — . . .	— —	—	1,40	0,49	350	40 000
24 mars. .	Régime déchloruré	1,50+9=10,50	3,20	1,76	550	40 600
25 — . .	— —	—	5,30	2,91	550	41 400
26 — . .	— —	—	6,50	4,55	700	42 000
27 — . .	— —	—	9,10	8,19	900	42 400
28 — . .	— —	—	8,30	7,47	700	42 150
29 — . .	— —	—	8,50	10,62	1.250	41 800
30 — . .	— —	—	10,30	10,81	1.050	41 800
31 — . .	— —	—	7 »	5,25	750	41 400
1er avril. .	— —	—	8,20	6,56	800	41 900
2 — . .	— —	—	7,10	5,68	800	41 900
3 — . .	— —	—	8,40	6,72	800	42 100
4 — . .	— —	—	8,20	8,20	1.000	42 000
5 — . .	— —	—	7,10	8,87	1.250	42 000
6 — . .	— —	—	6,60	11,05	1.700	42 500
7 avril. .	Régime déchloruré	1,50	6,60	8,50	1.300	41 950
8 — . .	— —	—	4,90	4,41	900	41 000
9 — . .	— —	—	2,60	2,60	1.000	40 700
10 — . .	— —	—	3,20	2,88	900	41 000
11 — . .	— —	—	3,20	2,88	900	41 000
12 — . .	— —	—	3,40	2,72	800	41 300
13 — . .	— —	—	2,30	2,88	1.250	41 400

Nous trouvons, dans la communication déjà citée de MM. Vaquez et Laubry, l'observation d'un cardiaque analogue aux précédentes. Chez ce malade, en dehors de toute crise d'asystolie, le chlorure de sodium, ingéré à la dose relativement faible de 8 grammes, fut retenu en partie. Avec la rétention chlorurée des troubles fonctionnels, apparurent dyspnée intense et insomnie, qui disparurent lorsqu'on eut réduit dans l'alimentation la quantité de sel de 8 grammes à 3 gr. 20.

Observation XXII.

D..., 45 ans, livreur en vins, entre le 23 octobre 1903 à l'hôpital Saint-Antoine, salle Lorain, lit n° 31.

Antécédents personnels et histoire de la maladie. — Aucun antécédent, sauf éthylisme avoué. Cependant a reçu, il y a une dizaine d'années, un coup de pied de cheval dans la région épigastrique.

D'ailleurs, n'a jamais souffert et a pu continuer son travail sans trouble fonctionnel apparent.

Au mois d'août, vient à la consultation du docteur Vaquez, parce qu'il tousse et crache d'une façon insolite. On diagnostique alors une insuffisance aortique et on prescrit le régime lacté pendant huit jours.

Il peut reprendre son travail, mais une crise d'angine de poitrine est le point de départ d'accidents pénibles : dyspnée d'effort, étourdissements, vertiges, qui le rendent incapable de travailler et l'obligent à entrer à l'hôpital.

Examen du malade. — Au lit et au repos, le malade est peu dyspnéique, son facies est coloré. Pas d'œdème.

Cœur. — Volumineux à la palpation, la pointe battant dans le 5ᵉ espace intercostal; cette hypertrophie porte, d'après la percussion, sur le ventricule gauche. A l'auscultation, souffle diastolique à l'orifice aortique se prolongeant le long du bord droit du sternum, et, en même temps, ébauche de bruit de galop.

Les artères et le pouls ont tous les caractères classiques rencontrés dans l'insuffisance aortique. Tension : 24 centimètres.

Les urines, normales comme quantité, renferment un léger nuage d'albumine. Rien au poumon.

Traitement. — Régime lacté provisoire du 23 au 26 octobre, et poudre de Dower pour atténuer la dyspnée et l'insomnie.

A partir du 26 octobre, on supprime le régime lacté, pour donner au malade une alimentation mixte, lactée le soir. Le malade la supporte sans gêne apparente.

Le 1ᵉʳ *novembre*, on pratique une épreuve de chlorurie alimentaire, qui détermine la réapparition des troubles fonctionnels ayant amené le malade à l'hôpital, et notamment d'une dyspnée intense. Pas d'œdème.

Le 3, on donne, avec un régime lacté et déchloruré, 2 gr. 50 de théobromine.

Le 4, amélioration. Le malade sort de l'hôpital, le 8 novembre, très amélioré.

Tableau de l'observation XXII.

DATES	NATURE DU RÉGIME	ALIMENTATION	Chlorures du régime	Chlorures supplém.	Quantité d'urine	Chlorures par litre	Chlorure total	Tension artérielle
1903			gr.	gr.	lit.	gr.	gr.	cm.
23 oct.	Régime lacté.	Lait 2 lit. 500. Tisane.	4 »	»	1,500	4 »	6 »	23 »
24	—	—	4 »	»	1,300	3,50	4,85	23 »
25	—	—	4 »	»	1,300	3,50	4,85	21 »
26	Régime mixte	Lait 2 lit. (le soir). 250 gr. potage, soit 2 gr. NaCl. 150 grammes viande, plus 2 gr. 50 sel.	8,10 env.	»	1,250	5,40	6,75	19 »
27	—	—	8 »	»	1,300	5 »	6,50	13 »
28	—	—	8 »	»	1,400	8 10	11,34	»
29	—	—	8 »	»	1,000	8 »	8 »	12 à 13
30	—	—	8 »	»	1,200	6,60	7,92	11 à 12
31	—	—	8 »	»	1,000	4,30	4,30	»
1er nov.	Chlorurie alimentaire [1].	Même régime et bouillon chloruré 1 litre.	8 »	10 »	1,000	5,20	5,20	»
2	—	—	8 »	10 »	1,000	4,90	4,90	»
4	Rég. lacté [2]. et déchloruré	Lait, 2 lit., Tisane, 1/2 lit. Viande 50 gr. Pain déchloruré, 250 gr.	3,20	»	1,500	8,30	12,45	»
5	—	—	3,20	»	2,200	9,07	19,95	»
6	— [3].	—	3,20	»	1,500	10,80	16,20	12 à 14

1. Dyspnée assez vive, avec insomnie qui oblige à supprimer l'épreuve d'ingestion de chlorure.
2. Théobromine, 2 gr. 50.
3. Amélioration persistante. Le malade sort de l'hôpital très amélioré.

TROISIÈME SÉRIE

Dans notre troisième série d'observations nous rapportons deux cas dissemblables quant à la nature de la lésion cardiaque, mais très analogues cependant dans l'interprétation pathogénique des phénomènes morbides.

Le premier a trait à un malade atteint de lésion mitrale d'ancienne date, n'ayant donné lieu que depuis peu de temps à des crises d'oppression et de dyspnée d'effort n'ayant pas provoqué encore de véritable asystolie, mais permettant cependant de l'annoncer à brève échéance.

Le régime déchloruré eut un effet suspensif, car, pendant tout le temps qu'il fut prescrit, le poids resta stationnaire et la plupart des symptômes menaçants disparurent ; le malade restait cependant encore en imminence d'asystolie.

L'épreuve de la chloruration ne tarda pas à le démontrer. En 5 jours, 52 gr. 50 de chlorures sont absorbés, 15 gr. 38 seulement sont éliminés ; dans le même temps, le poids augmente de 2 kgr. 900 et l'asystolie se remet en marche : sensation de constriction thoracique, gêne respiratoire progressive, pluie de râles dans la poitrine, enfin œdème malléolaire qui apparaît pour la première fois. Nous suspendons alors la chloruration, mais il faut onze jours pour que les symptômes subjectifs disparaissent et vingt-trois pour que les valvules tricuspides redeviennent suffisantes.

Le deuxième cas concerne un malade atteint de myocardite des fumeurs. C'est un grand alcoolique, obèse, forgeron de son état, qui entre à l'hôpital avec tous les signes du cœur forcé. L'affection a débuté brusquement, il y a un an, après un effort ; sous l'influence du repos les accidents se sont très amendés, mais depuis deux mois la dyspnée réapparaît à la moindre fatigue, avec œdème des jambes, urines rares. En résumé, le sujet est en voie d'asystolie progressive, mais l'insuffisance cardiaque est, en somme, toute récente.

Dans cette observation, nous voyons dans une première période de vingt-quatre jours, sous l'influence du régime déchloruré et de médicaments déchlorurants, théocine et théobromine, la polychlorurie s'établir et persister durant toute cette période. Pour 36 grammes de chlorures ingérés, 98 gr. 08 sont éliminés, ce qui fait une déchloruration de 62 gr. 08. Le poids s'abaisse de 8 kgr. 800. Tous les symptômes que présentait le malade à son entrée, dyspnée, palpitations, œdème des membres inférieurs disparaissent ; seule l'arythmie cardiaque persiste, mais très atténuée.

Dans une deuxième période, alors que l'état est devenu satisfaisant, nous ajoutons, pendant huit jours, au régime alimentaire la dose quotidienne de 9 grammes de sel ; la quantité des urines diminue, le chiffre des chlorures urinaires est très inférieur à celui des chlorures ingérés : pour 84 grammes d'absorbés, 46 gr. 11 seulement sont éliminés ; la rétention est donc de 37 gr. 89, entraînant une hydratation de 5 kgr. 800. Les troubles fonctionnels réapparaissent, l'œdème se montre aux malléoles et l'arythmie s'accentue.

Dans la période suivante on supprime le sel dans l'alimentation. La quantité des urines s'élève, la polychlorurie s'établit : 21 grammes de chlorures sont absorbés, 86 gr. 18 éliminés ; la déchloruration est donc de 65 gr. 18, obtenue en dehors de toute action médicamenteuse. Le poids diminue lentement. A la fin de cette période, qui a duré quatorze jours, tous les phénomènes morbides se sont amendés, l'œdème malléolaire n'est presque plus perceptible. L'arythmie est très atténuée.

Observation XXIII.

P..., Louis, âgé de 45 ans, gardien de la paix, entre, le 13 *janvier* 1905, à l'hôpital Saint-Antoine, salle Lorrain, n° 22, se plaignant de dyspnée.

Dans ses antécédents, il faut signaler, à 24 ans, une fièvre typhoïde qui fut particulièrement grave, s'accompagna d'hémorragie intestinale et dura trois mois.

En 1901, première attaque de rhumatisme, généralisé à toutes les articulations, qui dura plusieurs mois.

En 1902, deuxième attaque de rhumatisme, moins violente que la première.

Le malade avait repris son travail, lorsque, vers le mois d'août de cette année, il ressentit pour la première fois une sensation de gêne précordiale. Peu de temps après, il reçoit dans une bagarre deux violents coups de tête dans la région épigastrique, qui provoquent l'apparition de palpitations de cœur; celles-ci disparaissent au bout de huit jours.

Au mois de mars 1903, il est pris de palpitations et de dyspnée d'effort qui deviennent bientôt si violentes qu'elles l'obligent à cesser tout travail; après dix jours de repos, il peut reprendre son métier.

Au mois de septembre, il est repris de palpitations et de dyspnée d'effort avec sensation de constriction à la base du thorax. Depuis cette époque, ces troubles persistent.

Il y a trois jours, le malade a eu dans la soirée une violente crise d'étouffement, qui a duré toute la nuit et la journée du lendemain, et s'est accompagnée de toux et d'une abondante expectoration de crachats blancs et spumeux.

Le 13 *janvier*, la dyspnée persistant, il se décide à entrer à l'hôpital.

A l'examen, on constate que le cœur n'est pas augmenté de volume; la pointe bat dans le 5e espace, sous le mamelon.

Rien à la palpation.

A l'auscultation, on entend à la pointe un souffle d'insuffisance mitrale. A l'appendice xyphoïde, un léger souffle d'insuffisance tricuspidienne; à la base, une accentuation du deuxième bruit aortique; les bruits du cœur sont un peu arythmiques.

Le pouls est arythmique.

Pas de pouls veineux jugulaire ni hépatique.

Aux poumons, quelques râles sibilants disséminés; submatité et râles sous-crépitants aux deux bases.

Le foie, douloureux à la pression, déborde de trois travers de doigts le rebord costal.

Les urines, diminuées de quantité (500 centimètres cubes à peine), ne contiennent pas d'albumine.

Il n'y a pas d'œdème malléolaire.

On prescrit le régime lacté : 2 litres.

16 *janvier*. — Régime déchloruré. Poids : 84 kgr. 500.

22. — Sensation de mieux.

26. — Le malade respire facilement.

Quelques palpitations de temps à autre.

La diurèse est toujours peu marquée.

Poids : 84 kilogrammes.

On ajoute 9 grammes de chlorure de sodium à l'alimentation: on continue la chloruration les jours suivants.

30. — Le malade accuse une sensation de constriction thoracique et de la gêne respiratoire. La pression détermine, au niveau des malléoles, un léger godet d'œdème. Le poids atteint 86 kgr. 400.

Tableau de l'observation XXIII.

DATES — 1905	RÉGIME ALIMENTAIRE DE LA VEILLE	MÉDICAMENTS DE LA VEILLE	NaCl alimentaire	NaCl URINAIRE		URÉE		QUANTITÉ d'urine	POIDS du corps
				p. 1000	total	p. 1000	total		
			gr.	gr.	gr.	gr.	gr.	gr.	k. gr.
17 janvier.	Régime déchl. Tisane 1000s, vin 300 s.		1,50	7,40	3,38	34,07	15,32	450	84 500
18 — ..	—		—	4,40	1,32	39,52	10,85	300	84 460
19 — ..	—		—	5,80	2,32	39,58	15,84	400	84 580
20 — ..	—		—	4,40	2,64	40,14	24,06	600	84 100
21 — ..	—		—	4,50	2,25	40,45	20,22	500	84 200
22 — ..	—		—	4,40	1,98	42,62	19,18	450	83 900
23 — ..	—		—	4,10	2,05	43,30	21,65	500	83 950
24 — ..	—		—	2,80	1,12	41,86	16,74	400	84
25 — ..	—		—	4,40	1,76	41,87	16,54	400	84
26 — ..	—		—	3,50	1,58	40,47	18,21	450	84
27 janvier.	Régime déchloruré..............		1,50 + 9 = 10,50	3,50	1,40	42,15	16,84	400	84 700
28 — ..	Bouillon, 500s, tisane 500s, vin 300s..		—	6,50	2,60	43,55	17,40	400	85
29 — ..	—		—	6,10	1,83	37,14	11,13	300	85 800
30 — ..	—		—	9,30	4,65	33,56	16,78	500	86 400
31 — ..	—		—	9,80	4,90	31,25	15,62	500	86 900
1er février.	Régime déchl. Tisane 1000s, vin 300s.		1,50	1,60	0,80	32,02	16,01	500	86 900
2 — ..	—	Théobromine 1,50	—	8,30	4,98	32,15	19,26	600	86 100
3 — ..	—	— —	—	5,30	3,18	23,05	13,80	600	85 800
4 — ..	—	— —	—	3,60	2,34	26,90	17,48	650	85 700
5 — ..	—	Ac. de théoc. 0,75.	—	4,30	3,22	16,65	12,48	750	84 700
6 — ..	—	— —	—	7,40	3,33	23,20	10,44	450	84
7 — ..	—	Digital. L gouttes.	—	4,60	1,84	47,65	19,04	400	84 300
8 — ..	—	—	—	3,10	1,55	15,38	7,69	500	84 400
9 — ..	—	—	—	4,30	2,15	27,41	13,70	500	84 100
10 — ..	—	Ac. de théoc. 1,60.	—	6,10	3,66	20,49	12,28	600	84
11 — ..	—	— —	—	5,20	3,12	30,23	18,13	600	83 900
12 — ..	—	— —	—	5,40	2,70	32,14	17,07	500	84
13 — ..	—	— —	—	4,20	2,52	31,88	18,76	600	83 500
14 — ..	—	—	—	3,	1,50	31,27	15,63	500	83 400
15 — ..	—	—	—	1,90	2,09	17,65	19,41	1.100	84
16 — ..	—	—	—	2,10	1,68	15,63	12,50	800	84 300
17 — ..	—	Energ. genêt 72 g.	—	1,10	1,10	17,42	17,12	1.000	84 200
18 — ..	—	— —	—	1,10	1,10	16,91	16,91	1.000	84 600
19 — ..	—	— —	—	2,	2,60	15,37	19,96	1.300	84 600
20 — ..	—	— —	—	1,60	1,76	17,42	19,72	1.100	84 600
21 — ..	—	— —	—	1,40	1,40	20,49	29,49	1.000	84 700
22 — ..	—	—	—	2,50	2,87	20,75	23,85	1.150	84 600
23 — ..	—	—	—	2,90	2,16	33,54	26,14	750	84 600

31. — La dyspnée augmente. Aux poumons, les râles sous-crépitants sont plus nombreux aux deux bases. Poids : 85 kgr. 900.

On cesse la chloruration alimentaire.

1er *février*. — Théobromine : 1 gr. 50.

4. — La théobromine a provoqué de la céphalée et des vomissements. Mais le malade se trouve amélioré ; il a moins d'oppression et respire plus facilement. Aux poumons, les râles ont diminué. Poids : 85 kgr. 700. La diurèse étant peu marquée, on remplace la théobromine par l'acétate de théocine, 0 gr. 75.

6. — Depuis la veille, il n'y a plus de céphalée, ni de vomissement. Aux poumons, les râles ont disparu ; il y a toujours un léger œdème malléolaire. La quantité des urines est tombée à 0 gr. 450.

Poids : 84 kilogrammes.

On prescrit 50 gouttes de digitaline Nativelle.

9. — État stationnaire. L'oligurie persiste.

On prescrit 1 gr. 60 de théocine.

11. — Poids : 83 kgr. 900. La quantité des urines n'augmente pas.

L'œdème malléolaire a disparu ; le malade accuse une sensation de bien-être.

13. — La quantité des urines oscille toujours autour de 500 grammes. La veille, quelques vomissements après l'absorption du dernier cachet de théocine. Poids : 83 kgr. 500.

On supprime la théocine.

16. — Les urines sont plus abondantes.

On prescrit l'énergétène de genêt : 72 gouttes.

21. — La quantité des urines est de 1.000 à 1.300 grammes. Poids : 84 kgr. 700.

L'état est satisfaisant. Il n'y a plus de râles dans la poitrine.

On supprime l'énergétène de genêt. On continue le régime déchloruré.

23. — A l'auscultation, on constate que le souffle d'insuffisance tricuspidienne a complètement disparu.

Le malade quitte l'hôpital très amélioré.

Observation XXIV.

C..., âgé de 53 ans, forgeron, entre, le 10 *novembre* 1904, à l'hôpital Saint-Antoine, salle Lorrain, n° 15, pour des palpitations de cœur et de l'essoufflement.

Dans son passé, on relève, en 1890, une maladie qui a duré quatre mois, et sur laquelle il ne peut donner aucun renseignement.

Jamais de rhumatisme. Pas de syphilis. Le sujet est un alcoolique de longue date.

Sa maladie actuelle remonte au mois de juillet 1903. Un matin, il est pris brusquement, aussitôt après un coït, d'une sensation d'étouffement : l'oppression dure plusieurs heures, puis s'apaise. Le malade se rend alors à son atelier et peut travailler sans être incommodé. Le lendemain et les jours suivants, la dyspnée réapparaît, moins violente que la première fois ; elle diminue dans la journée, mais reprend aussitôt après les efforts. Depuis lors, elle va sans cesse en augmentant, s'accompagnant de palpitations.

Depuis le mois de septembre, l'œdème apparaît le soir aux malléoles ; les urines diminuent de quantité : anorexie, faiblesse générale.

Ces troubles persistant et s'accentuant, C... entre à l'hôpital.

A l'examen, le malade présente un facies pâle, un peu jaunâtre. Le thorax est globuleux, le ventre distendu et ballonné avec un peu d'ascite.

Les membres inférieurs sont œdématiés et recouverts de cicatrices d'ulcères dans leur partie inférieure.

Le cœur est augmenté de volume ; la pointe, difficile à sentir, bat derrière la cinquième côte, en dehors de la ligne mamelonnaire ; les bruits du cœur sont arythmiques et précipités.

Pas de bruit de souffle.

Le pouls, irrégulier, bat à 80 environ. La tension artérielle, prise au sphygmomanomètre de Potain, est de 15 à 16 centimètres.

Le foie est douloureux et déborde le rebord costal de trois travers de doigts.

La rate est douloureuse et un peu augmentée de volume.

Aux poumons, emphysème, râles sous-crépitants aux bases.

Les réflexes rotuliens sont très diminués. Les pupilles sont inégales, mais réagissent bien à la lumière et à la distance.

Les urines ne contiennent ni sucre ni albumine.

On prescrit le repos absolu au lit et le régime lacté.

21 *novembre.* — Le malade se sent mieux. La dyspnée persiste, mais moins marquée. Le cœur est un peu moins arythmique. Tension artérielle : 14 à 15 centimètres ; le foie est toujours gros et douloureux.

Le 10 *décembre*, le malade, très amélioré, quitte l'hôpital et va à l'asile de Vincennes.

Le 3 *février* 1905, il revient dans le service, se plaignant de nouveau de palpitations et de dyspnée d'effort. Il présente de l'ascite et un œdème considérable des membres inférieurs.

Les bruits du cœur sont rapides et arythmiques : 128 pulsations à la minute ; il y a pas d'insuffisance tricuspidienne

Tableau de l'observation XXIV.

DATES — 1905	RÉGIME ALIMENTAIRE de la veille	MÉDICAMENTS de la veille	NaCl alimentaire	NaCl URINAIRE p. 1000	NaCl URINAIRE total	QUANTITÉ d'urine	POIDS du corps	OBSERVATIONS cliniques
			gr.	gr.	gr.	gr.	k. gr.	
4 février.	Régime déchloruré. Tisane 1,000 g.; vin, 300g.		1,50	4,10	3,89	950	109.500	A son entrée : dyspnée, palpitations; arithmie très marquée. Œdème considérable des membres inférieurs.
5 —	—		—	3,80	4,18	1.100	109.200	
6 —	—		—	5,20	4,16	1.800	108.800	
7 —	—		—	3,90	4,29	1.100	103	
8 —	—	Théocine, 0 gr.80.	—	3,50	4,90	1.400	107.600	
9 —	—	Théocine, 1 gr.20.	—	2,70	5,80	2.150	106.900	
10 —	—		—	3,90	8,58	2.200	105.600	
11 —	—		—	3,70	6,28	1.700	104.600	
12 —	—		—	3,60	4,68	1.800	104	
13 —	—		—	3,00	4,80	1.600	104	
14 —	—		—	3,50	7,00	2.000	103.300	
15 —	—		—	2,60	2,60	1.000	102.400	
16 —	—		—	3,20	3,08	1.400	102.800	
17 —	—		—	3,00	4,80	1.600	102.100	
18 —	—		—	2,90	5,00	1.750	101.600	
19 —	—	Théobromine, 2 gr.	—	1,90	2,37	1.250	102	
20 —	—		—	1,60	2,00	1.250	102	
21 —	—		—	1,10	1,92	1.750	101 900	
22 —	—		—	2,50	3,37	1.350	101.000	
23 —	—		—	2,20	2,20	1.000	100.800	
24 —	—		—	2,30	2,37	1.250	101.200	
25 —	—		—	2,30	4,37	1.900	101 600	
26 —	—	Suppression de la théobromine.	—	2,00	2,60	1.300	101.700	Les troubles fonctionnels ont disparu ; l'arythmie persiste mais moins marquée. L'œdème malléolaire n'est plus perceptible.
27 —	—		—	2,84	2,60	900	100.700	
28 février.	Régime déchloruré. Tisane, 500g; bouillon, 500g; vin, 300g.		1,50 + 9 = 10,50	3,20	3,20	1.000	102.400	
1er mars.	—		—	3,70	3,70	1.000	102.400	
2 —	—		—	6,10	6,40	1.050	103.100	
3 —	—		—	6,50	7,15	1.300	105	
4 —	—		—	5,50	6,60	1.200	104.900	
5 —	—		—	6,20	6,82	1.100	105.500	
6 —	—		—	6,50	7,47	1.150	105.600	Dyspnée. Arythmie très marquée. Œdème malléolaire.
7 —	—		—	5,30	4,77	900	106.500	
8 —	Régime déchloruré. Tisane 1000g; vin, 800g.		1,80	4,70	6,34	1.850	105.800	
9 —	—		—	10,70	14,98	2.400	105.400	
10 —	—		—	4,60	7,36	1.600	105.500	
11 —	—		—	4,50	6,96	1.450	105.400	
12 —	—		—	6,10	7,98	1.300	104.400	
13 —	—		—	7,60	8,36	1.100	104.700	
14 —	—		—	6,60	6,60	1.000	104.800	
15 —	—		—	4,70	4,70	1.000	104.400	
16 —	—		—	3,60	3,06	850	103.800	
17 —	—		—	3,70	2,97	1.100	104.100	
18 —	—		—	4,80	6,00	1.250	104.200	
19 —	—		—	3,30	5,28	1.600	104.800	
20 —	—		—	2,90	3,77	1.300	104.200	
21 —	—		—	1,70	1,87	1.100	104.400	La dyspnée a disparu; arythmie très peu marquée. L'œdème malléolaire est à peine appréciable.

Le pouls est faible et irrégulier. Tension artérielle : 12 à 13 centimètres. Le foie est gros et douloureux.

Aux poumons, quelques râles sous-crépitants aux deux bases.

Les urines ne contiennent pas d'albumine.

Poids, 109 kgr. 500.

On prescrit le régime déchloruré. Tisane, un litre. Vin, 30 centilitres.

7. — État stationnaire. Théocine : 0 gr. 80.

8. — On prescrit 1 gr. 20 de théocine et l'on continue les jours suivants.

9. — Les urines augmentent de quantité. L'arythmie et la tachycardie ont diminué ; on entend nettement à l'appendice xyphoïde un souffle d'insuffisance tricuspidienne. La respiration est plus facile. Il n'y a plus que quelques râles sous-crépitants aux deux bases. L'œdème des membres inférieurs est moins prononcé. Le malade se sent beaucoup mieux.

11. — L'amélioration persiste. Le souffle d'insuffisance tricuspidienne est à peine marqué.

13. — Il n'y a plus de dyspnée. Le cœur est encore arythmique ; le souffle d'insuffisance tricuspidienne n'est plus perceptible. Le foie est moins volumineux et moins douloureux.

L'œdème des membres inférieurs a presque complètement disparu.

15. — Nausées et un vomissement après l'absorption du dernier cachet de théocine (0 gr. 40). L'arythmie persiste. Cœur : 120 à 130 pulsations. Pouls : 86 pulsations.

17. — Depuis trois jours, le malade n'a plus d'appétit ; il a eu hier trois vomissements et une hémoptysie.

Le cœur est toujours arythmique.

18. — Anorexie, sensation de faiblesse générale. On supprime la théocine et l'on donne, à partir de cette date, de la théobromine, 2 grammes.

22. — Le malade se sent mieux et n'a plus de nausées.

L'arythmie est moins marquée.

25. — Suppression de la théobromine.

27. — L'appétit est revenu : l'état est satisfaisant.

Le poids est tombé, de 109 kgr. 500 (jour de l'entrée), à 100 kgr. 700. Il n'y a plus d'œdème malléolaire.

On ajoute 9 grammes de chlorure de sodium à l'alimentation et l'on continue les jours suivants.

3 *mars*. — Le poids atteint 105 kilogrammes; nombreux râles sous-crépitants aux deux bases.

6. — L'œdème a réapparu aux malléoles. L'arythmie est plus marquée. La dyspnée est revenue.

7. — Poids 106 kgr. 500. On supprime le chlorure de sodium dans l'alimentation.

8. — Sensation de mieux. Le poids a diminué : 105 kgr. 800.

11. — L'amélioration continue ; le cœur n'est presque plus arythmique.

13. — Le malade a fait hier un écart de régime et présente, depuis cette nuit, une dyspnée considérable avec toux et expectoration ; dans la poitrine les râles sont plus marqués aux deux bases ; le cœur est très arythmique.

14. — Le malade a passé une meilleure nuit : la toux et l'oppression ont diminué, dans la poitrine les râles sont moins abondants.

16. — Céphalée intense. Hémoptysie (100 grammes environ).

17. — Nouvelle hémoptysie cette nuit. La céphalée persiste, mais moins intense. L'œdème malléolaire n'est presque plus appréciable.

22. — L'état général est satisfaisant. L'arythmie est très peu marquée ; le malade se sent mieux et demande à être mis au régime salé. On lui donne une alimentation salée ainsi composée : deux potages, deux œufs ; lait, 2.500 grammes.

Poids : 105 kilogrammes.

28. — Depuis la veille l'oppression a réapparu avec crises d'étouffement ; aux poumons, les râles sont plus abondants ; l'œdème des jambes est plus marqué. Le poids atteint 110 kilogrammes. La quantité des urines oscille entre 1.500 et 2.000 grammes.

1er *avril*. — La dyspnée, l'arythmie et l'œdème malléolaire augmentent. Poids : 110 kgr. 300.

On prescrit le régime lacté absolu, 2 lit. 500 ; huile de ricin, 40 grammes.

2 *avril*. — Poids, 109 kgr. 100. Digitaline, 50 gouttes.

4. — Le poids a baissé : 107 kgr. 200 ; les urines atteignent 3 litres ; la dyspnée a disparu ainsi que l'insomnie ; dans la poitrine les râles ont considérablement diminué.

Le cœur est moins rapide et moins arythmique, 84 pulsations à la minute. Le pouls bat à 64 ; tension artérielle, 11 à 12 centimètres.

L'œdème malléolaire n'est plus perceptible. On prescrit : théobromine, 2 gr. 50, et l'on continue les jours suivants.

10. — La quantité des urines oscille autour de 3 l. 500 ; le 9, elle a atteint 4 litres. Le poids est tombé à 105 kgr. 400. Les troubles fonctionnels ont disparu ; l'état général est tout à fait satisfaisant.

Le cœur a diminué de volume et ne déborde plus le bord droit du sternum.

Quelques râles sous-crépitants à peine aux deux bases ; l'œdème n'est plus apparent au niveau des malléoles.

Ces observations mettent nettement en évidence l'importance

pathogénique de la rétention chlorurée au cours des cardiopathies. Celle-ci n'est pas seulement un apanage de la défaillance
confirmée du système cardio-vasculaire, mais elle est également, bien en deçà des accidents de l'asystolie, l'expression
d'une insuffisance cardiaque plus ou moins marquée ; bien plus,
l'élimination des chlorures peut présenter des caractères anormaux, alors même que l'adaptation de l'organisme à la lésion
cardiaque paraît encore parfaite.

Notons que, chez tous les malades dont nous avons rapporté
l'observation, l'élimination uréique n'a présenté, au cours des
différentes épreuves auxquelles ils ont été soumis, aucun rapport
avec l'élimination chlorurée. Cette élimination dissociée des
chlorures et de l'urée a été mise en évidence dans les néphrites
par MM. Widal et Javal (1) et se retrouve également dans les
cardiopathies.

Comme nous l'avons vu, on peut, au point de vue de l'élimination chlorurée, ranger les cardiaques en trois catégories,
suivant qu'ils sont à la période d'adaptation parfaite, à la phase
des petits accidents cardiaques, ou en état d'asystolie complète.

Chez le plus grand nombre des malades, dont la lésion cardiaque est compatible avec une existence normale et qui ne présentent aucun trouble fonctionnel, l'élimination chlorurée est
également normale et s'effectue comme chez les sujets sains.

Dans la deuxième période des cardiopathies, de durée variable
mais habituellement fort longue, les troubles fonctionnels commencent à apparaître : les palpitations sont plus fréquentes, la
dyspnée survient à la suite des efforts, quelquefois même au repos,
et peut devenir continue, l'œdème se montre le soir aux malléoles,
il y a quelques râles dans la poitrine. L'apparition de ces troubles
coïncide nettement avec un mode spécial de l'élimination des

(1) WIDAL et JAVAL, La dissociation de la perméabilité rénale pour le chlorure de sodium et pour l'urée dans le mal de Bright. *Société de biologie*, 19, décembre, 1903 p. 1639.

chlorures, qui est facilement mis en évidence par l'épreuve de la chloruration alimentaire. L'élimination chlorurée est retardée et intermittente ; ce n'est, en effet, que vers le 4ᵉ ou le 5ᵉ jour que le taux des chlorures s'élève notablement, pour retomber au-dessous de la normale et se relever ensuite à des intervalles irréguliers. Il se fait ainsi une chasse chlorurée intermittente très caractéristique. L'organisme maintient encore son équilibre chloruré, mais ne le fait qu'avec peine. C'est là le premier phénomène avant-coureur d'un degré léger d'insuffisance cardiaque. Un peu plus tard, avec la même quantité de sel ingéré, la chasse chlorurée est insuffisante, et il se produit une rétention qui, quoique faible, ne fait que s'accroître tant que le sel n'est pas supprimé ou tout au moins diminué dans l'alimentation.

Enfin, à la période de l'asystolie confirmée, sous l'influence de la défaillance cardio-vasculaire, le taux des chlorures éliminés par les urines est très diminué et peut tomber au-dessous d'un gramme. Le bilan chloruré montre alors que presque tout le sel ingéré est retenu.

Les résultats auxquels nous ont conduit ces recherches sur le mode d'élimination du chlorure de sodium en dehors des périodes d'asystolie permettent de nous rendre compte maintenant de certains troubles que présentent les cardiaques à cette période. En effet, lorsque nous interrogeons ces malades sur leur passé pathologique, combien de fois nous arrive-t-il d'apprendre que, depuis des mois, et souvent des années, ils ont été sujets à des malaises passagers, des bronchites, des crises de dyspnée, des embarras gastriques, etc., qui ne s'amélioraient et ne disparaissaient que par un repos plus ou moins complet avec restriction dans l'alimentation. N'est-on pas autorisé à penser qu'il s'agissait alors de rétentions chlorurées transitoires, qui cessaient par élimination spontanée, mais retardée, sous l'influence d'une thérapeutique toute naturelle et empirique, consistant dans le repos et la diète relative.

Les observations que nous avons apportées établissent la nocivité du chlorure de sodium à certaines périodes de l'évolution des cardiopathies. Il est bien évident qu'un cardiaque, en état d'adaptation parfaite, est capable d'éliminer une quantité même considérable de sel, comme un sujet normal, sans en être incommodé. Peut-être un pareil sujet pourra-t-il présenter tout au plus quelques palpitations, un peu de dyspnée d'effort, en rapport avec une difficulté plus ou moins marquée de l'appareil circulatoire à se maintenir en équilibre vis-à-vis des modifications déterminées par les efforts et les mouvements, mais le repos calmera toujours de pareils accidents.

Toutes les fois, au contraire, que la dyspnée au repos fera son apparition, avec œdème périphérique, râles congestifs, etc., on pourra être assuré qu'il y a déjà une insuffisance, purement transitoire d'abord, puis de plus en plus prononcée, à éliminer les chlorures ingérés, et par conséquent un état de rétention chlorurée plus ou moins marquée.

CHAPITRE V

DIAGNOSTIC DE L'ÉTAT FONCTIONNEL DU CŒUR PAR LA MÉTHODE DE LA CHLORURATION ALIMENTAIRE

Les observations que nous avons rapportées nous ont déjà montré que l'étude des modifications de la formule suivant laquelle s'éliminent les chlorures peut fournir de très utiles renseignements, pour apprécier le fonctionnement du cœur et établir le pronostic et les indications thérapeutiques des cardiopathies.

Nous allons rapidement passer en revue les différents procédés proposés, par les auteurs allemands surtout, pour établir le bilan de la résistance cardiaque et montrer les avantages que présente sur eux la méthode de la chloruration alimentaire.

Comme on le sait, l'évolution des cardiopathies valvulaires se divise en deux périodes, de durée variable, auxquelles Potain a donné le nom de période d'adaptation et de période des cardiarchies (καρδια αρχη).

Cette dernière ouvre la porte à un nombre considérable d'accidents, dont la plus haute expression est l'asystolie, et qui, à plus ou moins brève échéance, conduisent le plus souvent à la mort.

Il n'est pas en pathologie cardiaque de question plus intéressante que celle qui consiste à déterminer les conditions pathogéniques qui mettent fin à la période d'adaptation et font entrer le malade dans celle des troubles organiques. A cette question en effet se rattachent, d'une part, celle du pronostic des affections cardiaques, d'autre part, celle de l'hygiène et de la thérapeutique préventives qu'il convient d'opposer à leur évolution.

C'est surtout dans ces dernières années que l'on a étudié l'état fonctionnel du cœur dans les affections valvulaires et recherché les éléments permettant d'établir le diagnostic de l'insuffisance cardiaque.

On a pendant longtemps confondu l'insuffisance cardiaque avec l'asystolie et désigné indifféremment sous ces deux termes l'asthénie extrême du système cardio-vasculaire, l'affaiblissement du myocarde, la dilatation du cœur droit avec toutes ses conséquences, parmi lesquelles la stase veineuse.

Il convient de réserver, avec M. Merklen (1), le terme d'insuffisance cardiaque à l'état d'un cœur affaibli, mais non épuisé, qui, capable encore de fournir un travail restreint et d'assurer sa tâche au repos, ne peut dans les efforts donner un excès de travail.

Le sujet qui en est atteint ne peut se livrer à un effort tant soit peu exagéré, sans présenter immédiatement de la dyspnée, des palpitations, de la tachycardie, de la dilatation cardiaque, tous phénomènes plus lents à disparaître qu'à l'état normal, mais ne s'accompagnant pas de stase veineuse et cédant au repos. Ils traduisent l'état de faiblesse et de dilatation du myocarde. Ils préparent et annoncent l'asystolie.

Le plus grand nombre des auteurs, frappés de ce fait que les accidents asystoliques résultent d'une fatigue progressive et croissante du myocarde, ont cherché à établir les signes révélateurs de l'insuffisance cardiaque, pour éviter ou tout au moins

---

(1) P. Merklen, Capacité fonctionnelle du cœur dans les affections valvulaires. *Presse médicale*, 28 février 1903.

éloigner, par de meilleures conditions hygiéniques et par l'action de certains moyens thérapeutiques, la défaillance du système cardio-vasculaire.

Les sensations fournies par le malade, la plus ou moins grande intensité des signes d'auscultation, les variations de l'état général ne nous donnent aucune indication précise à ce sujet.

C'est pour établir ce diagnostic, que Potain (1) conseillait de s'adresser tour à tour aux caractères particuliers propres à la lésion elle-même, aux conditions dans lesquelles se trouve la paroi cardiaque, et enfin aux modifications subies par la circulation périphérique ainsi que par les différents organes. Il a décrit les principaux symptômes révélateurs de l'asthénie et basé sur eux le pronostic.

Au dix-septième Congrès allemand de médecine interne (2), la question de l'insuffisance cardiaque fut particulièrement discutée au point de vue étiologique et pathogénique. En ce qui concerne le diagnostic, parmi les symptômes signalés, au cours de cette discussion, comme révélateurs de l'insuffisance cardiaque, von Schrotter, Martius attribuèrent une grande importance à l'accélération du pouls, à la dyspnée d'effort et à l'augmentation de volume du cœur. Martius insista surtout sur le renforcement et l'élargissement du choc cardiaque coïncidant avec une dépressibilité exagérée du pouls, qu'il considère comme une manifestation de l'affaiblissement de la puissance fonctionnelle du cœur.

MM. Merklen et Heitz (3) ont appelé l'attention sur un phénomène clinique décrit par Abrams sous le nom de réflexe cardiaque. Ce phénomène consiste dans la réduction de la matité et du volume du cœur, que détermine une excitation mécanique de la région précordiale par une friction énergique ou par un

---

(1) POTAIN, *Clinique médicale de la Charité.*

(2) *XVIIᵉ Congrès allemand de médecine interne.* Carlsbad, 1899.

(3) MERKLEN et J. HEITZ, Le réflexe cardiaque d'Abrams. Ses applications au diagnostic et au traitement. *Société médicale des Hôpitaux*, 24 juillet 1903.

tapotage léger. Le réflexe cardiaque existe chez les sujets normaux, mais il se modifie à l'état pathologique suivant l'état du cœur et de son enveloppe. On le constate dans la plupart des maladies fonctionnelles ou organiques du cœur, mais c'est surtout dans l'hyposystolie et l'asystolie qu'il est intéressant à étudier : il ne manque que rarement, et son absence est alors un élément de diagnostic et de pronostic. L'absence du réflexe cardiaque, à condition qu'elle soit persistante, peut en effet aider au diagnostic de la péricardite avec épanchement, de la symphyse péricardique et de l'asystolie irréductible, due à une dégénérescence profonde du myocarde.

Dans un travail récemment paru (1), M. Labougle, étudiant chez des soldats le dédoublement du premier temps du cœur, pense qu'il est en rapport avec la fatigue commençante de cet organe et que c'est un excellent symptôme indicateur d'une asthénie cardiaque tout au début.

Le dédoublement du premier temps, qu'il ne faut pas confondre avec le bruit de galop ou son ébauche, le redoublement du premier bruit, sur lequel M. Vaquez a insisté dans le diagnostic de l'hypertension artérielle (2), est un phénomène assez fréquent que l'on peut constater à l'état de repos, comme à l'état d'activité, chez des individus absolument bien portants. Aussi ne pouvons-nous lui attribuer, comme M. Labougle, la valeur d'un signe révélateur de faiblesse cardiaque.

Comme il est assez habituel de voir les accidents d'insuffisance cardiaque apparaître, chez les sujets porteurs d'une maladie du cœur, à la suite d'efforts musculaires un peu violents ou longtemps soutenus, on a pensé pouvoir établir ce que l'on

---

(1) LABOUGLE, Le dédoublement du premier temps du cœur dans son rapport avec la fatigue commençante de cet organe. *Gazette hebdomadaire des Sciences médicales de Bordeaux*, 19 mars 1905.

(2) VAQUEZ, Hypertension. *Rapport au Congrès français de médecine.* Paris, 1904.

pourrait appeler le « bilan de la résistance cardiaque », en évaluant le mode de réaction du cœur vis-à-vis des mouvements provoqués.

Alors, en effet, que chez un individu sain les modifications du cœur (dilatation) et du pouls (accélération) s'effacent rapidement, dès que la cause qui les a fait naître a elle-même disparu ; chez le sujet cardiaque, au contraire, ces modifications s'exagèrent pour un mouvement même modéré et, dans certains cas même, tendent à devenir permanentes.

Plusieurs méthodes d'exploration ont été proposées.

Le mode de réaction du cœur après un travail donné a été particulièrement étudié et parut à certains observateurs donner d'utiles indications.

Tout travail musculaire provoque une accélération des contractions, d'une intensité variable, mais qui décroît dès la cessation de l'effort. Par l'accoutumance à un même travail, cette accélération tend à diminuer et à être remplacée plus rapidement par le rythme normal ; ainsi, chez le coureur japonais entraîné, Baeltz a remarqué que le pouls, accéléré pendant la course, revient à son chiffre ordinaire dès que celle-ci est terminée. Chez les sujets faibles et non entraînés, soumis brusquement à des fatigues prolongées, l'accélération dure plus longtemps et ne diminue que lentement.

Stähelin (1) a examiné l'activité cardiaque, à la suite d'un travail musculaire, chez les convalescents de maladies aiguës, surtout de la fièvre typhoïde et de la pneumonie. Il constate alors chez ces malades une accélération considérable du pouls, qui persiste un certain temps. Le rythme normal ne revient dans ces conditions que lentement ; quelquefois même, et particulièrement dans la pneumonie, l'effort est suivi d'un ralen-

---

(1) A. Stähelin, De l'influence du travail musculaire sur l'activité cardiaque chez les convalescents. *Deutsches Arch. f. klin. Med.*, LXVII, 1-2.

tissement du pouls de courte durée, bientôt remplacé par une légère accélération. Dans tous les cas l'accoutumance ne se produit pas, et le même travail, en se répétant, ramène toujours les mêmes désordres cardiaques.

Dans l'interprétation d'un pareil phénomène, il faut tenir grand compte, comme l'a montré M. Merklen, de l'excitabilité du sujet ; car l'accélération des contractions est bien plus une manifestation de l'excitabilité des centres nerveux cardiaques que de la faiblesse du myocarde.

Mendelssohn (1), étudiant l'effet de certains exercices sur l'activité cardiaque, constate également que chez les cardiaques un effort peu considérable entraîne une accélération du pouls qui persiste assez longtemps, et il essaie d'établir un pronostic d'après la fréquence des pulsations. Il attire l'attention sur un autre phénomène, qui peut servir à apprécier l'état fonctionnel du cœur : à l'état normal, dans un changement de position tel que le passage de la verticalité à l'horizontalité, le pouls se ralentit d'une façon parfois considérable ; lorsque le cœur est insuffisant, ce ralentissement est peu marqué et peut même être remplacé par une accélération des pulsations, si cette insuffisance est plus accusée.

Pour B. Lewy (2), l'augmentation de la zone de matité cardiaque à la suite d'un effort donné révèle l'état de faiblesse du myocarde. Chez le cardiaque en état d'insuffisance fonctionnelle, la dilatation du cœur est toujours plus marquée et plus durable que chez l'individu sain. Ce phénomène a la même signification et la même valeur que la fréquence des pulsations qu'il accompagne le plus souvent.

<hr>

(1) MENDELSSOHN, L'état fonctionnel du cœur étudié d'après l'aptitude de l'organe à retrouver l'équilibre rompu par un effort musculaire. *XIXe Congrès allemand.* Berlin, 1901.

(2) B. LEWY, Sur le diagnostic fonctionnel du cœur. *Société de médecine interne*, Berlin, 19 décembre 1904.

Max Herz (1) a proposé dernièrement une méthode d'exploration basée sur le même principe que celle de Mendelssohn, mais il substitue aux exercices et aux efforts musculaires plus ou moins violents, plus ou moins prolongés, imposés au sujet, un travail de courte durée consistant dans le mouvement de flexion de l'avant-bras sur le bras. Chez l'individu sain, lorsque l'on fait fléchir lentement l'avant-bras sur le bras, on ne produit aucune modification du pouls ou tout au plus une légère accélération. Dans le cas de faiblesse du myocarde, le pouls se ralentit, en même temps qu'il devient plus ample et plus fort. Ce procédé, d'après Max Herz, donnerait d'utiles indications sur l'état du myocarde et permettrait d'éliminer les causes d'erreur tenant à l'hyperexcitabilité des centres nerveux cardiaques, car, dans ce cas, ce procédé ne ferait qu'augmenter le nombre des contractions cardiaques.

L'étude des variations physiologiques et pathologiques de la pression artérielle, dont Potain, par ses travaux et les modifications qu'il a apportées au sphygmomanomètre de V. Basch, a bien établi la valeur, a donné de précieux renseignements dans la pathologie cardio-vasculaire (2). Chez l'homme, le chiffre normal de la pression oscille entre 13 et 15 centimètres, chez la femme entre 12 et 13 centimètres. En tenant compte de l'écart possible, les pressions inférieures à 10 et supérieures à 16 peuvent être considérées comme anormales (3).

La diminution de l'énergie du myocarde se traduit habituellement par un abaissement de la tension artérielle, dont V. Basch et Potain ont bien montré la valeur diagnostique et pronostique. Mais la pression artérielle n'est pas seulement fonction de la puis-

(1) Max Herz, Un procédé d'examen fonctionnel du cœur malade. *Deutsche med. Wochensch.*, 9 février 1905.

(2) Potain, *la Pression artérielle*. Paris, Masson, 1902.

(3) Vaquez, Hypertension. *Rapport au Congrès français de médecine*. Paris, 1904.

sance du myocarde et de l'ondée sanguine que le ventricule gauche envoie dans le système artériel ; elle dépend surtout de l'état de résistance des circulations périphériques. Et, pour ne prendre qu'un exemple, chez un sujet en état d'hypertension, le cœur surmené peut faiblir et se dilater, sans que la tension artérielle tombe au-dessous du chiffre normal. Aussi, la constatation du chiffre de la pression artérielle, à elle seule, ne renseigne-t-elle pas uniquement sur l'état du cœur.

Katzenstein a proposé une méthode ingénieuse pour déterminer par la pression artérielle l'état fonctionnel du cœur (1). Chez l'individu sain, la compression d'une grosse artère détermine une augmentation immédiate de la pression artérielle de 5 à 40 millimètres de mercure ; cette compression n'amène pas de variations dans le nombre des pulsations. Chez le cardiaque en état d'insuffisance, le cœur ne pouvant répondre au surcroît de travail qui lui est imposé par la compression d'un territoire vasculaire important, la pression artérielle ne varie pas ou même diminue de 2 à 3 centimètres ; le pouls en même temps s'accélère. A l'occasion de la communication de Katzenstein, Litten rappelle qu'il existe déjà un procédé permettant d'évaluer assez exactement la capacité fonctionnelle du cœur. On comprime la radiale jusqu'à la disparition du pouls, et l'on note le temps qui s'écoule entre ce moment et celui où le pouls rétrograde a atteint, dans le bout périphérique du vaisseau comprimé, la même force que le pouls normal. C'est d'après la durée du temps écoulé que l'on peut apprécier la faiblesse ou l'énergie du myocarde.

Dans une communication récente, M. Oddo (2), étudiant chez les convalescents les variations de la pression artérielle, cons-

(1) KATZENSTEIN, *Sur une nouvelle méthode pour déterminer l'état fonctionnel du cœur. XXXIIIe Congrès de la Société allemande de chirurgie.* Berlin, 1904.

(2) ODDO, Sur un signe d'hyposthénie cardio-vasculaire chez les convalescents. L'hypotension d'effort. *Société médicale des Hôpitaux,* 14 avril 1905.

tate que, chez un grand nombre de sujets, la pression artérielle est très instable et baisse sous l'influence d'un effort même modéré. Cet abaissement, immédiat ou consécutif à une légère élévation transitoire de la pression, peut, dans certains cas, atteindre 3 à 4 centimètres de mercure. Il est de courte durée, disparaissant au bout de quelques minutes, quelquefois plus lentement. Le plus souvent il y a, en même temps, contrairement à la loi de Marey, ralentissement du pouls. L'hypotension d'effort permettrait, d'après M. Oddo, de diagnostiquer chez le convalescent l'hyposthénie cardio-vasculaire.

Nous avons contrôlé la valeur de ces diverses indications.

Sans insister sur les résultats de ces recherches, qu'il nous suffise de dire que l'inconstance des phénomènes annoncés nous a paru de nature à mettre en doute le bénéfice que nous pouvons retirer de ces divers modes d'exploration. Cela se conçoit d'ailleurs, si l'on tient compte de la multiplicité des conditions qui interviennent et de l'impossibilité où l'on est d'en discerner isolément la valeur.

Toutes ces méthodes ont en somme pour but, par un travail artificiellement provoqué, de mettre le muscle cardiaque en état de prouver sa résistance, sa faculté d'adaptation. Lorsqu'elles donnent un résultat positif, celui-ci nous indique seulement, ce qu'il était facile de prévoir, que le sujet atteint de cardiopathie, en état encore apparent d'adaptation, résiste moins bien que tout sujet sain au surmenage musculaire, même réduit à son expression la plus infime. Cela n'a rien qui doive nous surprendre et, en dehors de cette considération d'ordre très général, il nous a semblé qu'il était impossible de tirer de ces différentes méthodes des renseignements vraiment précis relativement au pronostic des affections cardiaques.

Mais un autre fait nous a surtout frappé et nous a montré combien est défectueuse la méthode de recherches qui consiste à établir le bilan de la résistance cardiaque par le simple mode de réaction du cœur et de la circulation vis-à-vis des mouvements spontanés ou provoqués.

En effet, si les considérations sur lesquelles les auteurs allemands s'appuient presque exclusivement pour se rendre compte de la pathogénie des cardiarchies, ont quelque valeur quand il s'agit d'expliquer les accidents cardiaques dus au surmenage, même à la fatigue, dans la clientèle hospitalière, notamment, elles sont de nulle valeur pour expliquer certains faits, tels que ceux que nous rapportons dans les observations IX, X et XI, et consistant dans le retour des accidents asystoliques chez des sujets maintenus au repos au lit et qui viennent de guérir d'une crise d'insuffisance cardiaque.

Comme nous l'avons vu, les faits de cet ordre sont des plus habituels ; ils nous indiquent, par leur fréquence ou par leur existence même, que l'interprétation de ces phénomènes telle que nous venons de l'exposer leur est inapplicable, et qu'ils échappent également aux méthodes qui veulent rechercher les signes avant-coureurs de l'insuffisance cardiaque dans la simple résistance du cœur aux mouvements spontanés ou provoqués.

Il n'y a qu'une seule circonstance dans laquelle cette pathogénie peut être encore invoquée pour les sujets maintenus strictement au lit : c'est celle dans laquelle l'émotion, les influences psychiques ont pu déterminer de toutes pièces l'apparition ou la réapparition des phénomènes asystoliques. Ces cas ne sont pas tout à fait exceptionnels, et il est relativement fréquent de voir une émotion morale, une vive contrariété provoquer une crise tachycardique, bientôt suivie d'asystolie confirmée.

Puisque, chez les sujets atteints d'une affection cardiaque, c'est l'état fonctionnel du cœur et des vaisseaux qui commande, en dehors de toute lésion rénale, la rétention chlorurée, la méthode de la chloruration alimentaire doit nous permettre d'apprécier, d'après les variations de l'élimination chlorurée, le degré d'activité du système cardio-vasculaire, son énergie ou son affaiblissement.

C'est ce que nous ont montré les observations que nous avons rapportées dans le chapitre précédent. L'étude de l'élimination des chlorures chez les cardiaques, dans la période d'adaptation parfaite et dans la période pré-asystolique, nous a permis d'établir le rôle qui revient à la rétention chlorurée dans l'apparition de certains troubles fonctionnels chez les sujets en état de méiopragie cardiaque.

En nous renseignant sur l'état fonctionnel du système cardio-vasculaire, elle nous donne en même temps de précieuses indications sur le régime alimentaire qu'il convient de prescrire et sur la quantité de sel qui peut être tolérée.

Il n'est donc plus possible de laisser de côté une pareille méthode de recherche, lorsqu'on veut se rendre compte du bilan de la résistance cardiaque. Bien avant la période de l'asystolie confirmée, elle nous renseignera sur le degré de l'insuffisance cardiaque et sera à cet égard un moyen précieux de diagnostic et de pronostic.

Peut-être cette méthode n'est-elle pas très différente, dans sa donnée fondamentale, des méthodes de recherche préconisées par les auteurs allemands, toutes deux ayant, somme toute, pour but de constater comment se comporte le cœur vis-à-vis d'un surcroît de travail. Mais, dans la pratique, la méthode de la chloruration alimentaire nous permet d'établir d'une façon plus précise et avec toute la rigueur de l'expérimentation, par le mode d'élimination du chlorure de sodium, l'état fonctionnel du cœur et des vaisseaux, et de reconnaître, à un degré même léger, l'insuffisance cardiaque avant ses premières manifestations cliniques.

CHAPITRE VI

LA CURE DE DÉCHLORURATION

En pratiquant chez nos malades l'épreuve de la chloruration alimentaire, nous avons vu que la rétention chlorurée est un phénomène essentiel au cours des accès asystoliques et dans les périodes d'insuffisance cardiaque, si légère soit-elle, et qu'elle est de plus un facteur pathogénique des plus importants dans la genèse de ces différents troubles. La polychlorurie, lorsqu'elle est suffisante, libère alors l'organisme et annonce la guérison.

L'élimination des chlorures retenus doit être la base même de toute médication cardiaque.

Dans les observations qui précèdent, nous avons déjà pu constater les résultats de la cure de déchloruration. Dans les faits que nous allons rapporter, nous avons eu surtout en vue les effets de la diète chlorurée et l'action de quelques médicaments cardio-vasculaires et diurétiques. Après avoir analysé chacune de ces observations, nous pourrons envisager dans son ensemble la cure de déchloruration au cours des maladies du cœur et formuler quelques conclusions sur ces recherches thérapeutiques.

Observation XXV.

Une jeune malade de 16 ans et demi, ayant souffert de rhumatisme articulaire aigu à l'âge de 9 ans, ayant par intervalles des palpitations et

Tableau de l'observation **XXV**.

DIGNE.	NUMÉROS des épreuves	DATES	RÉGIMES ALIMENTAIRES						TOTAL des chlorures ingérés	TOTAL des chlorures urinaires	PHOSPHATES	URÉE	ALBUMINE	Δ	QUANTITÉ des URINES	POIDS DU CORPS
			Régime lacté —					NaCl alimentaire — gr.	gr.	gr.	gr.	gr.			gr.	kgr.
	1	24 août . . .	0 l. 80	. . . .				1,44	1,44	5,30	1,26	14,21	traces	—0,122	0,580	37,000
		25 — . . .	1 50	. . . .				2,55	2,55	6,58	1,42	14,62	0	—0,143	1,280	36,300
		26 — . . .	2 »	. . . .				3,40	3,40	5,47	1,26	12,10	0	—0,140	1,800	35,450
		27 — . . .	2 »	. . . .				3,40	3,40	8,75	2,02	16,41	0	—0,72	2,200	34,400
			Pain déchloruré —	Viande —	Pommes de terre —	Beurre —	Tisane —	NaCl alimentaire —								
	2	28 — . . .	130 gr.	125 gr.	300 gr.	50 gr.	1 litre	1,50	1,50	2,84	1,80	19,94	0	—0,80	0,900	33,800
		29 — . . .	200 —	200 —	300 —	50 —	1 »	1,50	1,50	3,37	1,96	20,40	0	—0,146	0,800	33,500
		30 août . . .	300 —	200 —	300 —	50 —	1 50	1,50	1,50	0,87	1,95	18,80	0	—0,72	1,500	33,600
		31 — . . .	400 —	200 —	300 —	50 —	1 »	1,50	1,50	8,86	1,31	14,25	0	—0,120	1,000	33,550
		1er septembre .	400 —	200 —	300 —	50 —	2 »	1,50	1,50	3,59	1,90	17,99	0	—0,70	1,400	33,600
		2 — .	400 —	200 —	300 —	50 —	2 »	1,50	1,50	3,50	1,09	23,41	0	—0,94	1,200	33,250

de la dyspnée depuis l'âge de 12 ans, entre à l'hôpital Cochin, très dyspnéique depuis quinze jours, avec un gros foie, des râles sous-crépitants aux bases, des œdèmes très légers et un souffle systolique à la pointe.

Mise au repos et au régime lacté pendant quatre jours, elle perd pendant cette période 2 kgr. 600 de son poids et l'œdème disparaît dès le second jour.

La déchloruration urinaire était telle, que pendant ces quatre jours la malade perdit deux fois et demie plus de chlorures environ qu'elle n'en avait absorbé.

Pendant les six jours suivants, la malade eut un régime composé de pain déchloruré, de viande, de pommes de terre sans sel, de beurre et de tisane. Elle continua pendant cette période à rendre encore plus de chlorures qu'elle n'en absorbait, comme le montre le tableau ci-contre, et malgré ce régime si varié, le poids resta stationnaire, s'abaissant même de 1 kgr. 150 pour la période. Ce régime déchloruré avait été commencé à une époque où la malade avait déjà perdu toutes ses infiltrations œdémateuses.

Observation XXVI.

Un homme de 65 ans entre à l'hôpital Cochin avec une dyspnée intense, des œdèmes, de l'oligurie. Les symptômes actuels remontent à six semaines environ. On constate, à l'entrée, des râles aux deux bases, une énorme hypertrophie cardiaque avec arythmie. Pas d'albumine dans les urines.

Sous l'influence de cinq jours de régime lacté (2 litres), avec repos au lit, le poids était resté stationnaire, ne diminuant que de 550 grammes pour la période. Les chlorures absorbés étaient presque entièrement éliminés.

Soumis ensuite au régime déchloruré (pain, viande, pommes de terre, beurre) pendant quatre jours, le malade vit son poids, pendant cette période, tomber de 2 kgr. 450. Il faut noter, il est vrai, que durant ce temps le malade absorbait moins de liquide que pendant la première période. Il buvait 1 litre de tisane pendant les trois derniers jours, tandis qu'il prenait 2 litres de lait durant la première période.

Chez chacun de ces deux malades le régime déchloruré a laissé le poids stationnaire ou ne l'a fait diminuer que dans de faibles proportions.

Dans l'observation XXV, nous voyons que le poids s'est abaissé, en six jours, de 1 kgr. 150, sous l'influence du régime déchloruré, institué alors que la malade, mise au préalable au régime lacté pendant quatre jours, avait déjà diminué de 2 kgr. 600 et ne présentait plus d'œdème depuis trois jours.

Dans l'observation XXVI, le régime déchloruré amène, au bout de quatre jours, une diminution de poids de 2 kgr. 450, alors que, dans la période précédente, le malade, au régime lacté depuis cinq jours, avait conservé un poids stationnaire. Il est vrai qu'en établissant le bilan de l'eau, nous voyons que ce malade absorbait plus de liquide pendant la période où il était au régime déchloruré, que pendant celle où il était au régime lacté.

Nous voyons ainsi que le régime déchloruré a, chez ces malades, arrêté le poids dans sa marche ascendante, mais n'a pas su le faire baisser d'une façon très marquée, lorsque le régime étai maintenu isohydrique. Nous avons déjà fait pareilles constatations dans les différentes observations que nous avons rapportées précédemment, et nous les avons généralement signalées en passant.

Les malades des observations III et IV (chap. III), dans lesquelles nous avons seulement analysé plus haut les effets de la chloruration alimentaire, se sont comportés d'une façon identique sous l'influence du régime déchloruré.

Chez le malade de l'observation III, le régime déchloruré, institué alors que, sous l'influence de l'alimentation ordinaire de l'hôpital, le poids venait d'augmenter de 3 kgr. 650, a fait baisser le poids de 850 grammes seulement.

Chez le malade de l'observation IV, le régime déchloruré est une première fois institué alors que ce malade venait de perdre 5 kgr. 500 sous l'influence de trois jours de repos et de régime lacté. Le poids resta stationnaire malgré le régime déchloruré ; on pouvait donc se demander s'il ne fallait pas en chercher la raison dans ce fait que l'alimentation sans sel avait été prescrite au moment où le malade, ayant déjà perdu toute l'eau de son œdème, ne pouvait pas davantage diminuer de poids. Après que ce poids eut été ainsi immobilisé sous l'influence du régime déchloruré, le malade fut soumis brusquement pendant trois jours à la chloruration alimentaire, et sous cette influence il augmenta rapidement de 2 kgr. 800. Le régime déchloruré ayant été de nouveau institué à ce moment précis, le poids cessa brusquement d'augmenter, mais resta stationnaire, à 200 grammes près, autour du chiffre qu'il avait atteint pendant la période précédente. L'organisme, à ce moment, n'avait cependant pas été surpris en état de déshydration et il avait au moins à perdre les 2 kgr. 800 que lui avait fait gagner la chloruration alimentaire précédemment instituée.

Tous ces faits nous montrent que, chez de tels malades, en remplaçant le lait par un régime composé de viande, de pommes de terre, de beurre et de pain, sans sel, on peut voir le poids rester stationnaire ou même diminuer dans une faible proportion.

Mais, dans certains cas, le régime déchloruré devra être donné de préférence au régime lacté. Le lait, comme l'ont montré MM. Widal et Javal, ne doit surtout ses bons effets qu'à sa faible chloruration, mais dans certains cas c'est une alimentation encore trop chlorurée. Le régime déchloruré lui sera alors substitué avec avantage.

L'observation suivante est des plus probantes à cet égard.

Observation XXVII.

P..., âgé de 23 ans, affûteur, entre le 8 décembre 1904 à l'hôpital Saint-Antoine, salle Lorain, n° 23, pour dyspnée d'effort et palpitations.

Dans ses antécédents nous relevons, à 13 ans, une première attaque de rhumatisme articulaire aigu généralisé, qui dura six semaines et fut traitée par le salicylate de soude; à 16 et à 19 ans, deux nouvelles attaques de rhumatisme qui, comme la première, furent traitées par le salicylate de soude ; la troisième attaque fut la plus sérieuse, elle dura plusieurs mois et s'accompagna d'une pleurésie double. C'est à ce moment qu'il commença à se plaindre pour la première fois de palpitations de cœur ; le médecin qui le soignait diagnostiqua une insuffisance aortique.

Les douleurs articulaires une fois disparues, P... reprend son travail ; il ne présente pas de dyspnée ni d'œdème malléolaire, mais il remarque que, lorsqu'il fait un effort, les palpitations augmentent et l'empêchent de continuer. Il est pris au service militaire, mais est bientôt réformé. Il reprend son métier et peut désormais travailler sans présenter aucun trouble fonctionnel, si ce n'est une sensation de torpeur et de faiblesse générale.

Il y a trois mois, il est repris de douleurs articulaires ; celles-ci durent environ six semaines et cèdent à l'aspirine. Mais les palpitations sont revenues très violentes ; la dyspnée apparaît à la suite des efforts. Le malade reste chez lui, couché, ne prenant absolument que du lait, 3 litres environ par jour, qu'il additionnait même d'une petite pincée de sel, dans les derniers jours, pour le rendre plus agréable au goût.

Son état ne s'améliorant pas, il entre à l'hôpital.

A l'examen, on constate que le malade est amaigri ; son facies est pâle ; les carotides sont animées de forts battements.

Le cœur ne paraît pas augmenté de volume ; la pointe bat dans la partie inférieure du 5e espace, en dedans de la ligne mamelonnaire. La palpation révèle un frémissement pré-systolique à la pointe.

A l'auscultation on entend au foyer aortique un souffle systolique léger et un souffle diastolique doux, aspiratif, se propageant le long du bord droit du sternum ; au foyer mitral, un souffle systolique intense avec propagation dans l'aisselle et dans le dos, avec un piaulement d'apparition assez intermittente.

Le pouls est rapide, battant à 80, légèrement arythmique.

La tension artérielle est normale.

Il n'y a pas de pouls capillaire apparent ; le double souffle crural est très net.

Il n'y a pas d'œdème malléolaire.

L'examen des autres appareils est négatif. Poids : 68 kgr.400.

On met le malade au régime déchloruré ; on ne prescrit aucun médicament.

12 décembre. — La dyspnée a diminué, le cœur est moins arythmique.

Les jours suivants, la respiration devient plus facile, les palpitations s'atténuent et disparaissent. L'état s'améliore de jour en jour.

20. — Le malade se sent tout à fait bien portant et n'accuse plus aucun trouble fonctionnel. Poids : 66 kilogrammes.

On substitue au régime déchloruré le régime lacté absolu, 3 litres par jour.

Les jours suivants, le malade se plaint d'une sensation de malaise

— 118 —

général, d'insomnie ; la gène respiratoire, les palpitations réapparaissent.

25. — On remplace le régime lacté par le régime déchloruré.

30. — Les troubles fonctionnels ont disparu.

Le malade, très amélioré, quitte l'hôpital.

Tableau de l'observation XXVII.

DATES	RÉGIME ALIMENTAIRE de la veille.	NaCl ingéré.	NaCl éliminé		URÉE		URINES	POIDS	OBSERVATIONS CLINIQUES
			°/oo	total	°/oo	total			
1904		gr.	gr.	gr.	gr.	gr.	gr.	k. gr.	
9 déc.	»	»	»	»	»	»	»	68.400	Dyspnée d'effort. Palpitations, arythmie s'atténuent et disparaissent les jours suivants.
10 —	Rég. déchlor.	1,50	3,10	3,10	17,67	17,67	1.000	67.700	
11 —	—	—	4,70	4,23	17,93	16,13	900	68.850	
12 —	—	—	3,40	2,62	30,18	24,14	800	65.900	
13 —	—	—	4,20	3,15	32,53	24,39	750	65.700	
14 —	—	—	3 »	3,75	20,49	25,61	1.250	65.600	
15 —	—	—	3,70	3,70	23.57	23,57	1.000	65.600	
16 —	—	—	2,40	2,16	25,10	22,59	900	66.000	
17 —	—	—	2,30	2,07	28,95	26,06	900	65.700	
18 —	—	—	2,50	2,50	31,25	31,25	1.000	66.000	
19 —	—	—	1,50	2,10	18,99	26,48	1.400	66.200	
20 —	—	—	2,50	2,50	26,54	26,54	1.000	66.000	État satisfaisant.
21 déc.	Régime lacté. 3 litres.	4,71	1,70	2,38	19,47	27,25	1.400		
22 —	—	—	2,20	2,86	12,29	15,97	1.300		
23 —	—	—	3 »	3,60	17,16	20,58	1.200		
24 —	—	—	3,10	3,87	17,16	21,45	1.250		
25 —	—	—	3,10	3,72	21,52	25,92	1.200		Malaise général. Insomnie. Dyspnée. Palpitations.
26 déc.	Rég. déchlor.	1,50	2,10	2,62	12,55	15,68	1.250		
27 —	—	—	2,80	2,80	24,34	24,34	1.000		
28 —	—	—	3,20	2,56	24 »	19,20	800		
29 —	—	—	3,17	2,37	24,20	18,15	750		
30 —	—	—	4,28	5,17	21,22	25,67	1.210		Les troubles de la période précédente ont disparu.

En résumé, cette observation concerne un sujet de 23 ans atteint d'une insuffisance aortique et d'une insuffisance mitrale, présentant à son entrée à l'hôpital des palpitations, de la dyspnée d'effort et de l'arythmie.

Dans une première période, nous le soumettons à un régime

composé de pain, viande, légume, préparés sans sel. Sous l'influence de cette alimentation déchlorurée, nous assistons à la disparition de tous les troubles que présentait le malade à son entrée, et cela en dehors de toute action médicamenteuse. Pendant cette période qui dure 11 jours, la quantité des urines oscille autour de 1.000 ; le chiffre moyen des chlorures éliminés est de 2 gr. 90 ; au total 16 gr. 50 sont absorbés, 31 gr. 88 éliminés. En déduisant le chiffre des chlorures alimentaires, l'organisme s'est donc déchloruré de 15 gr. 38 en 11 jours. Nous constatons en même temps une chute de poids de 2 kgr. 400.

Dans la période suivante, on remplace le régime déchloruré par le régime lacté absolu, 3 litres par jour. Le malade supporte mal ce régime et, le cinquième jour, accuse une sensation de malaise général, de l'insomnie, des palpitations et de la dyspnée. La diurèse pourtant est plus abondante, mais l'élimination chlorurée est insuffisante : pour 23 gr. 55 de chlorures absorbés, 16 gr. 43 seulement sont éliminés. L'organisme a ainsi retenu 7 gr. 12 de sel pendant ces 5 jours. Le poids n'a pas été pris.

On remet alors le sujet au régime déchloruré. Rapidement tous les troubles de la période précédente disparaissent, en même temps que le chiffre des chlorures urinaires augmente.

Le régime lacté, malgré sa pauvreté en chlorures, n'est donc pas toujours le régime bienfaisant qu'il faut imposer à des cardiaques, dyspnéiques et palpitants, dont le système cardio-vasculaire est en état de meiopragie fonctionnelle.

Le lait contient de 1 gr. 30 à 1 gr. 80 de chlorures par litre. Comme, pour assurer la nutrition, il doit être absorbé en quantité suffisante, 3 litres en moyenne, il introduit, de ce fait, dans l'organisme une certaine dose de chlorures, 4 à 5 grammes, dose quelquefois trop considérable pour de tels sujets qui ne pourront arriver à l'éliminer. En outre, le régime lacté présente un autre inconvénient : l'absorption de la grande quantité de liquide qu'il nécessite amène chez les cardiaques, et particulièrement chez les cardiaques pléthoriques, une surcharge circulatoire et augmente, de ce fait, le travail du cœur. C'est alors que le régime carné déchloruré, n'introduisant dans l'organisme que 1 gramme à 1 gr. 50 de sel, sera surtout efficace et donnera les meilleurs résultats. D'un autre côté, en prescrivant un régime déchloruré à ces malades, on pourra leur proposer du même coup une alimentation très variée et souvent plus agréable que le régime lacté. On réglera, suivant les cas, la quantité et la nature des aliments de ce régime.

En supprimant le sel du régime alimentaire de tels malades, on supprime du même coup une cause d'hydratation et on arrête le progrès des infiltrations. De ce fait, on n'a pas rendu au système cardio-vasculaire l'énergie qui lui manque. Aussi, la chasse sanguine ne s'étant pas améliorée, le poids reste ce qu'il était ou ne baisse que dans des proportions minimes. Les conditions d'hydrostatique ont un rôle adjuvant si considérable dans la genèse des œdèmes cardiaques que l'horizontalité obtenue par le simple repos au lit est un moyen mécanique qui, souvent, en dehors de toute intervention thérapeutique, suffit avec le régime lacté ou le régime déchloruré pour amener la fonte des œdèmes, par polyurie et polychlorurie, chez un asystolique entrant à l'hôpital, comme nous l'avons constaté dans les observations I, IV, X, XIV et XXV; ainsi dans l'observation X, sous la seule influence du repos et du régime déchloruré, en 7 jours, le poids tombe de 80 kilogrammes à 75 kgr. 900, et 62 gr. 28 de chlorure de sodium sont éliminés pour 10 gr. 50 absorbés.

Il est plus facile pour le sel ingéré de pénétrer dans les tissus des cardiaques que d'en sortir. Comme nous l'avons vu, chez ces malades, lorsque l'impulsion cardio-vasculaire vient à faiblir, le régime déchloruré est impuissant par lui-même à provoquer la polyurie et la polychlorurie, alors que chez le brightique il amène habituellement la chute rapide du poids. Chez le brightique, le régime déchloruré a sur les œdèmes une véritable action curative ; chez le cardiaque, il a, dans ces conditions, plutôt une action suspensive et agit comme une « ration d'entretien », suivant l'expression de MM. Vaquez et Laubry.

Ces différences tiennent à ce fait que, chez le brightique, la cause de la rétention du sel est toute entière dans l'imperméabilité plus ou moins grande du rein au sel ; et, comme l'appareil circulatoire a généralement conservé sa force, les liquides d'infiltration sont chassés par l'impulsion cardio-vasculaire et les réserves chlorurées peuvent être éliminées par le rein, dans la proportion comprise entre la quantité de chlorure de sodium absorbé et la quantité de ce sel pour laquelle le rein reste encore perméable.

Le fait de supprimer le sel du régime alimentaire des cardiaques, avons-nous dit, ne rend pas au système cardio-vasculaire l'énergie qui lui manque. Il faut alors s'adresser aux moyens usuels de la thérapeutique.

Nous avons déjà noté, dans plusieurs des observations que nous avons rapportées, l'action des médicaments cardio-vasculaires et diurétiques. Dans les faits qui vont suivre, nous avons complété cette étude et recherché particulièrement quelle pouvait être l'action adjuvante de l'alimentation déchlorurée au cours des traitements médicamenteux.

Observation XXVIII.

L..., Henri, âgé de 18 ans, dessinateur, entre, le 15 janvier 1905, à l'hôpital Saint-Antoine, salle Lorain, n° 20, en état d'asystolie.

Dans ses antécédents personnels, on relève, à l'âge de 10 ans, une première attaque de rhumatisme, généralisé à toutes les articulations, et qui a duré deux mois. Le malade se plaint déjà, à ce moment, de douleurs précordiales, de palpitations de cœur et d'une légère gêne respiratoire. Ces troubles persistent, l'attaque de rhumatisme terminé ; les palpitations deviennent plus fréquentes et plus violentes, particulièrement dans les premières heures de la nuit et dans la journée à la suite des efforts ; elles s'accompagnent d'une dyspnée très marquée. Le malade ne suit aucun traitement et aucun régime spécial. Cet état dure ainsi jusqu'au mois de juillet 1904. A cette époque, nouvelle attaque de rhumatisme, généralisé à toutes les articulations, qui dure beaucoup plus longtemps que la première, puisqu'actuellement les articulations scapulo-humérales sont encore douloureuses. Dès le début de cette nouvelle attaque, les palpitations de cœur augmentent d'intensité et de durée ; la dyspnée s'accentue encore, persistant même au repos. Aucun symptôme nouveau n'apparaît.

Il y a trois semaines, l'état s'aggrave : l'œdème apparaît, d'abord localisé aux malléoles, puis gagnant rapidement les cuisses ; l'abdomen se distend et la face présente un certain degré de bouffissure. En même temps, la quantité des urines diminue considérablement et devient presque nulle. Il y a même anurie absolue pendant deux à trois jours. Le malade, qui jusqu'alors mangeait et prenait l'alimentation ordinaire, perd complètement l'appétit. Il va consulter son médecin, qui lui prescrit comme alimentation 1 litre de lait et deux œufs par jour. Son état ne s'améliorant pas, il entre alors à l'hôpital Saint-Antoine, dans le service du docteur Vaquez.

A son entrée, on constate que le malade présente un œdème considérable des membres inférieurs, remontant au-dessus des aines ; le scrotum est œdématié. L'abdomen est augmenté de volume, mais la percussion révèle surtout du tympanisme et seulement, dans les flancs, une petite zone de matité. La face est bouffie.

Les extrémités sont froides et un peu cyanosées.

Le malade tousse depuis trois semaines ; depuis huit jours, la toux a augmenté de fréquence et d'intensité. L'expectoration est abondante, mousseuse, légèrement gommeuse et adhérente.

L'examen du cœur donne des renseignements importants :

La pointe bat sous la sixième côte en dehors du mamelon ; on perçoit à ce niveau un frémissement cataire présystolique.

L'aire de matité cardiaque mesure 184 cmq. 260.

L'auscultation permet d'entendre : à la pointe, un rythme mitral complet, roulement diastolique, souffle systolique se propageant dans l'aisselle, dédoublement du deuxième bruit avec maximum à la base ; à l'appendice xyphoïde, un léger souffle systolique d'insuffisance tricuspidienne ; de plus, dans toute l'étendue de la région précordiale, un rythme de galop avec maximum au niveau du cœur droit.

Le pouls est petit, un peu irrégulier, rapide : 104 pulsations à la minute. Les veines jugulaires et hépatiques ne présentent pas de pouls veineux.

La palpation et la percussion du foie sont rendues difficiles, en raison du tympanisme abdominal. La pression détermine de la douleur dans toute la région hépatique.

Aux poumons, on constate à la base gauche une légère submatité, à la base droite une submatité plus marquée remontant à un travers de doigt au-dessous de l'angle inférieur de l'omoplate. A ce niveau les vibrations sont abolies ; le murmure vésiculaire est très diminué et remplacé, à la partie supérieure de la submatité, par un léger souffle pleurétique. Pas d'égophonie, ni de pectoriloquie aphone. On perçoit de plus, aux deux bases, quelques râles sous-crépitants.

L'examen des autres appareils est négatif.

Les urines sont rares et contiennent un peu d'albumine.

On met le malade au régime déchloruré : les boissons, mesurées tous les jours, sont données à la quantité quotidienne de 1 l. 300 (1 litre de tisane, 30 centilitres de vin). Pas de médication.

Le poids, pris le lendemain matin, est de 60 kgr. 910.

18 *janvier*. — Les urines sont toujours diminuées, au-dessous de 500 grammes.

Le poids est stationnaire. Depuis qu'il est au repos complet, le malade se sent un peu mieux et a moins d'oppression ; il a conservé son appétit et prend cette nourriture avec plus de plaisir que le lait. Le souffle d'insuffisance tricuspidienne persiste, mais est moins net.

19. — État stationnaire. Poids, 61 kgr. 100. On ajoute au régime alimentaire la dose de 5 grammes de chlorure de sodium ; on continue cette chloruration les jours suivants.

20. — Le poids a augmenté de 500 grammes.

La gêne respiratoire est plus marquée.

21. — Même état. Poids : 62 kilogrammes.

On administre L gouttes de digitaline Nativelle.

On continue toujours la chloruration à la même dose.

22. — Le poids continue à augmenter : 62 kgr. 700. L'oligurie persiste. Le malade est toujours très gêné pour respirer. Pourtant il a pu dormir une partie de la nuit.

23. — Poids : 63 kgr. 400. Même état. Le malade, très anhélant, n'a pu dormir cette nuit. La bouffissure de la face, qui avait disparu presque totalement pendant les jours précédents, reparaît ce matin.

L'aire de matité cardiaque n'a pas varié : 182 cmq. 60.

24. — Poids : 63 kgr. 950. La quantité des urines est toujours au-dessous de 500 grammes. Mêmes troubles fonctionnels.

L'œdème augmente considérablement et envahit le thorax. La verge disparaît dans le scrotum totalement infiltré. La bouffissure de la face est de plus en plus marquée. Il y a du subictère au niveau des conjonctives.

Au cœur, aucun phénomène nouveau. Le pouls est très petit, à peine perceptible.

Aux poumons, la matité remonte plus haut aux deux bases, où l'on entend à peine le murmure vésiculaire très affaibli. Les râles sous-crépitants ont augmenté.

On supprime l'ingestion des 5 grammes de chlorure de sodium donnés jusqu'à ce jour en supplément, et l'on continue le même régime alimentaire, mais déchloruré.

25. — Le malade est moins gêné pour respirer que les jours précédents, mais le poids continue à augmenter : 64 kgr. 400. La toux est opiniâtre ; on entend toujours aux deux bases des râles sous-crépitants, remontant jusqu'à la partie moyenne du poumon. Les bruits du cœur sont sourds.

Le souffle d'insuffisance tricuspidienne est assez bien marqué ; le bruit de galop droit persiste.

26. — L'augmentation de poids est très légère : 150 grammes. La quantité des urines, qui était restée jusqu'alors au-dessous de 500 centimètres cubes, s'élève à 900 centimètres cubes. Le malade a pu reposer cette nuit et se sent beaucoup mieux ce matin ; il respire moins difficilement et a moins d'oppression. L'œdème des membres inférieurs n'a pas diminué, mais il semble que le scrotum soit moins tendu et la bouffissure de la face un peu moins marquée. Il n'y a plus de subictère au niveau des conjonctives.

Les bruits du cœur sont toujours un peu sourds. Le pouls bat à 100 ; il est petit, mais moins irrégulier.

Le foie n'est pas douloureux à la pression.

28. — Depuis deux jours sensation de mieux général ; le malade est de moins en moins gêné pour respirer. Le poids est tombé à 63 kgr. 600. La débâcle urinaire se produit : la quantité des urines qui a atteint la veille 2.200 centimètres cubes est aujourd'hui de 1.900 centimètres cubes.

Au cœur et aux poumons, les signes physiques n'ont pas varié.

Le foie est un peu douloureux à la pression.

L'œdème de la face et des membres inférieurs diminue.

29. — Eau-de-vie allemande : 15 grammes.

30. — L'amélioration persiste. Le poids continue à baisser : 62 kilogrammes. La quantité des urines, qui était la veille de 1.200 centimètres cubes, est tombée à 450 centimètres cubes. L'œdème diminue. Dans la poitrine, on constate encore aux deux bases des râles sous-crépitants ainsi que les signes d'un léger épanchement pleural.

On prescrit de nouveau L gouttes de digitaline Nativelle. Même régime déchloruré.

1er *février*. — La quantité des urines s'élève à 1.000 centimètres cubes. Poids : 62 kgr. 800.

Les troubles fonctionnels sont très atténués ; légère dyspnée nocturne.

3. — La quantité des urines, qui s'est élevée la veille à 1.400 centimètres cubes, est aujourd'hui à 1.200 centimètres cubes. Le poids baisse lentement, 62 kgr. 400. L'œdème des membres inférieurs et du scrotum a notablement diminué.

Mêmes troubles fonctionnels.

Le cœur est toujours un peu accéléré (100 pulsations), mais moins arythmique.

4. — La quantité des urines est tombée à 750 centimètres cubes. Poids : 62 kgr. 100.

La dyspnée est plus marquée.

Aux poumons, matité, abolition des vibrations et du murmure vésiculaire, râles sous-crépitants à la base droite ; râles sous-crépitants également à la base gauche.

On prescrit 0 gr. 75 d'acétate de théocine.

5. — État stationnaire. Même traitement.

6. — Le malade a été très oppressé cette nuit ; l'oppression persiste ce matin : fréquentes quintes de toux ; la diurèse est au même chiffre, mais le poids diminue, 61 kgr. 800.

Le scrotum n'est presque plus œdématié.

Les signes de l'épanchement pleural, à droite, remontent plus haut. On fait une ponction exploratrice et l'on retire un liquide citrin jaune verdâtre ; avec l'appareil aspirateur de Duguet, on retire alors 500 centimètres cubes environ de liquide. A gauche, la ponction exploratrice ne permet de retirer que quelques centimètres cubes de liquide présentant les mêmes caractères.

L'examen cytologique y révèle la présence de grandes cellules endothéliales réunies en placards.

7. — Le malade a passé une très mauvaise nuit. Il est très gêné pour respirer et se plaint depuis la veille d'une vive douleur à la base du thorax du côté gauche ; l'auscultation du poumon révèle qu'à ce niveau les râles ont augmenté. Même quantité d'urines. Poids : 60 kgr. 900.

On prescrit LXXII gouttes d'énergétène de genêt.

La douleur thoracique a cessé.

8. — Même traitement.

9. — Le malade se sent un peu mieux et respire plus facilement.

Urines : 600 centimètres cubes. Poids : 60 kgr. 600. L'œdème des membres inférieurs n'a pas diminué. Le pouls est à 116.

On prescrit de nouveau l'acétate de théocine, mais à la dose de 1 gr. 60. On continue cette médication les jours suivants.

10. — Même état. Les urines pourtant ont un peu augmenté de quantité. Le malade a ce matin une expectoration abondante de crachats spumeux.

11. — La quantité des urines augmente brusquement et atteint 2.900 centimètres cubes ; le poids, qui était la veille à 60 kgr. 400, tombe ce matin à 58 kilogrammes. L'œdème des membres inférieurs a considérablement diminué. L'œdème du scrotum a complètement disparu. L'expectoration est très abondante.

Aux poumons et au cœur mêmes signes physiques. Le pouls est à 112 et présente les caractères du pouls paradoxal.

13. — Le malade se sent beaucoup mieux. La diurèse, toujours très marquée, atteint aujourd'hui 3.250 centimètres cubes.

Le poids est tombé à 53 kgr. 600. L'œdème a totalement disparu au niveau des cuisses, mais se retrouve au-dessous des genoux. La face est encore un peu bouffie.

Dans la poitrine, les râles ont diminué. Au cœur, le bruit de galop droit persiste ; matité cardiaque : 155 cmq. 21. Le pouls bat à 108. La tension artérielle, prise au sphgymomanomètre de Potain, est de 12 à 13 centimètres.

Le foie est encore gros et douloureux.

14. — L'état s'améliore de jour en jour. La diurèse est toujours abondante : 3.800 centimètres cubes. Poids : 51 kilogrammes. L'œdème ne remonte plus qu'à mi-jambes.

15. — Urines : 2.700 centimètres cubes. Poids : 49 kgr. 400. Encore un peu d'œdème aux malléoles. Le malade se sent tout à fait bien. Il a présenté seulement, pendant ces derniers jours, un peu d'agitation quelques nausées, quelques vomissements le soir.

Les bruits du cœur sont plus nets et mieux frappés. Le bruit de galop et le souffle d'insuffisance tricuspidienne ne sont plus perceptibles. Le pouls bat à 118. La tension artérielle est de 12 centimètres.

Il n'y a plus de pouls veineux jugulaire ni hépatique.

Le foie dépasse encore de deux travers de doigts les fausses côtes, mais n'est plus douloureux.

Dans la poitrine, un peu de submatité et légère diminution du murmure vésiculaire à la base droite, quelques râles à peine à la base gauche.

17. — Le taux des urines se maintient élevé : 2.500 centimètres cubes ; le poids continue à baisser : 47 kgr. 500. Le malade accuse une sensation de bien-être général. Il n'a plus de gêne respiratoire, plus d'insomnie.

Il se plaint seulement de sueurs abondantes. L'œdème malléolaire n'est presque plus appréciable.

Aux poumons, les râles ont diminué aux deux bases.

Au cœur, mêmes symptômes ; le pouls bat à 110, encore un peu irrégulier.

18. — Urines : 2.800 centimètres cubes. Poids : 46 kgr. 600.

Il faut une forte pression pour produire le godet d'œdème au niveau des malléoles. Il n'y a plus d'ascite.

La toux et l'expectoration ont diminué.

Aux poumons, mêmes signes à la base droite ; à la base gauche, les râles ont disparu.

Au cœur, à la palpation, le frémissement cataire présystolique est très marqué, à l'auscultation le bruit de galop persiste.

Le pouls, moins arythmique, bat à 108.

20. — Urines : 1.750 centimètres cubes. Poids : 46 kgr. 100.

L'état est excellent. Le malade mange avec appétit et n'accuse plus aucun malaise.

Le foie, non douloureux, déborde de deux travers de doigts le rebord costal.

Pouls : 104.

L'œdème malléolaire a totalement disparu.

21. — Urines : 1.050 centimètres cubes. Poids : 46 kgr. 400.

Matité cardiaque : 138 cmq. 40. Les bruits du cœur sont encore sourds.

Il existe un souffle 'd'insuffisance tricuspidienne, mais il est grave, profond, difficile à entendre. Pouls : 120 ; tension artérielle : 9 à 10 centimètres.

On supprime l'acétate de théocine.

On prescrit : digitaline de Nativelle, XX gouttes.

22. — Urines : 600 centimètres cubes. Le poids augmente : 46 kgr. 900 grammes.

Aux poumons, la respiration s'entend bien des deux côtés.

Pouls : 120. Tension artérielle : 10 à 11 centimètres.

Digitaline : XX gouttes.

23. — Urines : 900 centimètres cubes. Poids : 46 kgr. 700. Pouls : 112.

Digitaline : X gouttes.

Les jours suivants, le malade ne prend aucun médicament. L'état reste stationnaire. La quantité d'urines oscille autour de 700 centimètres cubes. Le poids s'élève un peu.

2 mars. — Le malade se sent mieux. Le poids est en légère augmentation : 48 kgr. 100.

L'aire de matité cardiaque mesure 155 cmq. 21.

Le pouls, encore arythmique, bat à 100.

Pas d'œdème malléolaire.

6. — Depuis trois jours, les urines ont augmenté de quantité, atteignant hier 1.600 centimètres cubes ; elles sont aujourd'hui à 1.000 centimètres cubes. Poids : 48 kgr. 450.

Le malade se sent tout à fait bien et peut reposer la nuit. Mais on constate ce matin un peu d'œdème au pourtour des malléoles ; la face est légèrement bouffie.

Au cœur, aucun phénomène nouveau. Pouls : 104.

Le foie, plus volumineux, dépasse de trois travers de doigts les fausses côtes ; il n'est pas douloureux à la pression.

7. — Urines : 950 centimètres cubes. Poids : 48 kgr. 600.

L'œdème de la face et des malléoles est plus marqué.

Aux poumons, submatité à la base droite, avec diminution du murmure vésiculaire.

9. — Urines : 700 centimètres cubes. Poids : 48 kgr. 600.

Même état. L'œdème de la face et des malléoles persiste, sans augmentation appréciable.

Le malade transpire abondamment la nuit.

Les bruits du cœur sont toujours assourdis. Pouls : 92.

12. — Depuis deux jours, la diurèse est plus abondante : 1.150 hier, 1.900 aujourd'hui. Poids : 48 kgr. 800.

13. — Urines : 1.250 centimètres cubes. Poids : 49 kg. 300.

Depuis hier, le malade se plaint de palpitations et, au moment des inspirations, d'une douleur pongitive dans la région précordiale. Il tousse toujours un peu et expectore quelques crachats mousseux. Pas de dyspnée. Les signes d'épanchement dans la plèvre droite remontent un peu plus haut.

L'œdème de la face et des jambes n'a pas varié.

14. — Urines : 950 centimètres cubes. Poids : 49 kgr. 500.

L'œdème des jambes augmente.

Le foie est douloureux à la pression.

Le malade ne présente pas de trouble fonctionnel et mange avec appétit.

16. — Le malade a été agité toute la nuit et n'a pu dormir. Ce matin, il est très gêné pour respirer et est obligé de rester assis dans le lit ; il se plaint toujours d'une douleur précordiale, surtout marquée dans les inspirations. La toux et l'expectoration ont augmenté.

L'œdème des jambes semble avoir légèrement diminué.

La diurèse est abondante : 1.800 centimètres cubes. Le poids a un peu baissé, 49 kgr. 100.

Le cœur, arythmique, est plus rapide : 108 pulsations.

Aux poumons, mêmes signes.

17. — Le malade a passé une meilleure nuit et se sent beaucoup mieux ; il est moins gêné pour respirer ; les quintes de toux sont moins fréquentes.

Urines : 700 centimètres cubes. Poids : 49 kgr. 500.

L'œdème des jambes diminue. Le foie n'est plus douloureux à la pression. Le pouls, moins arythmique, bat à 116.

19. — La sensation de mieux persiste. Les symptômes physiques que l'on avait constatés dans les poumons aux deux bases ont disparu en partie.

Urines : 950 centimètres cubes. Poids : 49 kgr. 600.

Le malade est autorisé à se lever et à faire quelques pas autour de son lit.

21. — Urines : 900 centimètres cubes. Le poids augmente légèrement : 49 kgr. 900.

Même état. L'œdème des jambes est moins marqué et est localisé aux malléoles ; l'œdème de la face persiste. Le foie est moins volumineux.

Pouls : 109.

On prescrit la théobromine, 2 gr. 50 ; on la continue les jours suivants.

22. — Diurèse abondante : 1.700 centimètres cubes. Diminution du poids : 49 kgr. 200.

Sensation de bien-être, pas d'oppression. Le godet d'œdème est encore appréciable aux malléoles.

Les jours suivants, la diurèse, toujours abondante, est au-dessus de 2.000 centimètres cubes ; le poids diminue ; l'œdème malléolaire disparaît complètement. Il n'y a plus de trouble fonctionnel.

27. — Urines: 2.800 centimètres cubes. Poids : 47 kilogrammes.

Le pouls bat à 100 et n'est plus arythmique.

Le malade présente depuis la veille un peu d'excitation et d'agitation. Il demande à être remis à l'alimentation salée. On ajoute à son régime la dose quotidienne de 6 grammes de chlorure de sodium et l'on continue la théobromine.

28. — La quantité d'urines diminue: 2.000 centimètres cubes. Le poids augmente, 47 kgr. 700. Aucun symptôme nouveau.

30. — Depuis le 28, la quantité des urines a continué à diminuer (1.700 centimètres cubes) et le poids à augmenter (48 kgr. 200).

Il n'y a pas d'œdème malléolaire. Rien de nouveau aux poumons et au cœur. Le pouls, régulier, bat à 66. Le malade, dans la matinée, se sent tout à fait bien ; tout au plus, accuse-t-il de temps à autre quelques palpitations de cœur.

Dans l'après-midi, la température monte à 38°,8, et vers 6 heures, le malade, brusquement, est pris d'une crise violente d'étouffements : il s'agite, se cyanose et meurt en l'espace de quelques minutes.

Autopsie. — L'autopsie est pratiquée le 1er *avril*.

A l'ouverture du cadavre, on constate dans l'abdomen la présence d'une légère quantité d'ascite, 1 l. 50 environ de liquide ; dans le thorax petit épanchement de 300 centimètres cubes environ de liquide dans la plèvre droite. Sur les deux plèvres, dépôts de fibrine.

9

Tableau de l'observation XXVIII.

DATES	RÉGIME ALIMENTAIRE DE LA VEILLE	MÉDICAMENTS DE LA VEILLE	NaCl alimentaire	NaCl URINAIRE p. 1.000	total	URÉE p. 1.000	total	ALBUMINE p. 1.000	total	QUANTITÉ d'urine	POIDS du corps	OBSERVATIONS CLINIQUES
1905				gr.	gr.	gr.	gr.	gr.	gr.	gr.	gr.	
16 Janvier	Rég. déchlor., tis., 1.000ᵍ; vin, 0ᵍ300		1,50	7,40	3,70	20,49	10,25	0,25	0,12	500	60,910	Asystolie. Œdème considérable des membres infér.
17 —	»		»	5,50	1,65	28,18	8,45	0,25	0,07	300	60,800	
18 —	»		»	4,10	1,64	33,29	13,28	traces		400	60,900	
19 —	»		»	4,40	1,32	30,48	9,12	traces		300	61,100	État stationnaire.
20 —	Rég. déchlor., tis., 1.000ᵍ; vin, 0ᵍ300.		1,50 + 5 = 6,50	3,90	1,17	25,62	7,68	0,25	0,07	300	61,600	
21 —	»		»	4,50	2,47	27,41	8,24	0,25	0,07	300	62.000	Dyspnée intense.
22 —	»		»	3,80	0,95	31,52	7,88	0,50	0,12	250	62,700	
23 —	»	Digitaline,	»	6,20	2,17	28,69	10,04	0,50	0,17	350	63,400	L'œdème augmente.
24 —	»	50 gouttes	»	5,80	1,74	27,74	8,32	0,50	0,15	300	63,950	
25 —	Rég. déchlor., tis., 1.000; vin, 0,300.		1,50	5,30	2,39	28,36	12,77	0,50	0,22	450	64,400	La dyspnée diminue.
26 —	«		»	4,60	4,14	14,34	12,91	0,50	0,45	900	64,550	
27 —	»		»	2,10	4,62	7,28	16,01	0,20	0,44	2.200	64	
28 —	«		»	2,60	4,94	6,40	12,16	0,25	0,47	1.900	63,600	L'état s'améliore.
29 —	»		»	3,70	4,44	8,96	10,75	0,25	0,30	1.200	63,450	
30 —	Rég. déchlor., tis., 1.000; vin, 0,300.	Eau-de-vie allemande, 15 gr.	1,50	4,00	1,80	15,88	7,15	0,25	0,11	450	62	L'amélioration continue.
31 —	Rég. déchlor., tis., 1.000; vin, 0,300.	Digitaline, 50 gouttes	1,50	3,80	1,90	17,42	8,71	2,50	1,25	500	62,600	
1ᵉʳ févr..	»		»	3,30	3,30	10,50	10,50	2,00	2,00	1.000	62,800	
2 —	»		»	4,90	6,86	6,81	9,53	1,75	2,15	1.400	62,600	
3 —	»		»	3,20	3,84	10,50	12,60	1,50	1,80	1.200	62,400	L'œdème des membres inférieurs a diminué.
4 —	»		»	3,30	2,47	11,52	8,61	1,50	1,12	750	62,100	Dyspnée.
5 —	Rég. déchlor., tis., 1.000; vin, 0, 300.	Théocine, 0.75	1,50	4,40	3,08	12,81	8,95	1,50	1,05	700	62,200	
6 —	»	»	»	3,50	2,80	8,57	6,85	1,50	1,20	800	61,800	
7 —	»	Thoracentèse, 0,500	»	4,40	3,30	7,94	5,94	1,50	1,12	750	60,900	Dyspnée intense.
8 —	Rég. déchlor., tis., 1.000; vin, 0,300.	Energétène de genêt, 72 gouttes										
9 février	»	Energétène de genêt, 72 gouttes	»	4,20	2,52	25,36	15,21	1,50	0,90	600	60,600	État stationnaire.
10 —	Rég. déchlor., tis., 1.000; vin, 0,300.	Théocine, 1,60	1,50	7,10	6,39	16,91	15,72	1,50	1,35	900	60,400	
11 —	»	»	»	4,40	12.76	3,58	10,39	1,00	2,90	2.900	58	Diminution progressive de l'œdème des membres inférieurs
12 —	»	»	»	4,60	12,37	2,56	6,98	0,50	1,87	2.750	56	
13 —	»	»	»	3,10	10,07	3,84	10,81	0,25	0,81	3.250	53,600	L'état s'améliore rapidement.
14 —	«	»	»	4,20	16,96	2,26	8,54	0,25	0,95	3.800	51	
15 —	»	»	»	3,70	9,99	3,78	10,20	0,25	0,67	2.700	49,400	
16 —	»	»	»	4,00	8,80	6,30	13,96	0,20	0,44	2.200	48,800	
17 —	»	»	»	4,80	12,00	5,12	12,80	0,20	0,50	2.500	47,600	
18 —	»	»	»	3,70	10,36	3,58	10,02	0,20	0,56	2.800	46,600	
19 —	»	»	»	3,40	7,14	5,12	10,72	0,20	0,42	2.100	46,600	
20 —	«	»	»	4,00	7,00	7,47	12,54	0,20	0,35	1.750	46,100	L'œdème des membres inférieurs a complètement disparu.
21 —	»	»	»	5,10	5,65	11,78	12,36	traces		1.050	46,400	L'insuffisance tricuspidienne est à peine marquée. État général satisfaisant.
22 —	Régime déchloruré tis. 1.000, vin 0,300	Suppres. de la théocine. Digit. XX gᵗᵗᵉˢ.	1,50	4,60	2,76	22,29	13,32	traces		600	46,900	
23 —	»	Digital. XX gouttes.	»	1,80	1,62	17,40	15,70	0,25	0,22	900	46,700	
24 —	»	Digitaline X gouttes	»	2,30	2,07	17,16	15,45	0,25	0,22	900	47,300	État stationnaire.
25 —	»		»	3,10	2,48	13,32	10,64	0,50	0,40	800	47,200	
26 —	»		»	3,00	2,10	16,65	11,65	1,00	0,70	700	47,700	
27 —	»		»	3,40	2,72	16,65	13,32	1,00	0,80	800	47	
28 —	»		»	2,20	1,54	18,95	13,03	1,00	0,70	700	47,750	
1ᵉʳ mars.	»		»	3,80	2,28	16,82	9,78	1,00	0,60	600	47,800	
2 —	»		»	3,90	2,73	15,70	10,99	1,00	0,70	700	48,100	
3 —	»		»	3,00	2,10	16,91	11,83	1,00	0,70	700	48,600	
4 —	»		»	2,90	3,04	9,99	10,47	0,75	0,78	1.050	48,200	
5 —	»		»	4,10	6,56	7,68	12,28	0,75	1,20	1.600	48,500	
6 —	»		»	2,40	2,40	11,78	11,78	1,50	1,50	1.000	48,450	Œdème malléolaire et facial.
7 —	»		»	2,90	2,76	11,01	10,46	1,50	1,42	950	48,600	
8 —	»		»	2,90	2,16	12,15	9,12	1,50	1,12	750	48,300	
9 —	»		»	3,70	2,59	14,62	10,22	1,25	0,87	700	48,600	
10 —	»		»	2,40	2,28	12,09	11,49	1,50	1,42	950	48,600	
11 —	»		»	2,40	2,76	10,08	11,58	1,25	1,43	1.150	48,900	
12 —	»		»	2,00	3,80	7,53	14,31	0,75	1,42	1.900	48,800	

Tableau de l'observation **XXVIII** (*suite*).

DATES	RÉGIME ALIMENTAIRE DE LA VEILLE	MÉDICAMENTS DE LA VEILLE	NaCl alimentaire	NaCl URINAIRE p. 1.000	NaCl URINAIRE total	URÉE p 1.000	URÉE total	ALBUMINE p. 1.000	ALBUMINE total	QUANTITÉ d'urine	POIDS du corps	OBSERVATIONS CLINIQUES
			gr.	gr.	gr.	gr.	gr.	gr.	gr.	gr.	gr.	
13 mars..	»		»	1,40	1,75	8,96	11,18	0,50	0,62	1.250	49,300	Palpitations. Douleurs précordiales.
14 —	»		»	1,10	1,05	10,50	9,98	0,75	0,71	950	49,500	L'œdème augmente.
15 —	»		»	1,60	1,92	10,26	12,30	0,70	0,84	1.200	49,700	
16 —	»		»	2,00	3,60	6,66	11,98	0,70	1,26	1.800	49,100	Dyspnée.
17 —	»		»	2,40	1,68	14,86	10,36	0,70	0,49	700	49,500	Les troubles précédents diminuent.
18 —	»		»	1,30	1,17	8,82	7,94	0,70	0,63	900	49,400	
19 —	»		»	1,70	1,61	11,53	10,95	0,70	0,66	950	49,600	
20 —	»		»	1,10	1,10	7,68	7,68	0,70	0,70	1.000	49,600	
21 —	»		»	1,50	1,35	8,32	7,49	0,70	0,63	900	49,900	L'œdème facial persiste. L'œdème malléolaire est moins marqué.
22 —	Régime déchloruré tis., 1.000, vin, 0,300	Théobromine 2,50	1,50	1,10	1,87	4,68	7,90	0,25	0,42	1.700	49,200	La dyspnée s'atténue et disparaît les jours suivants.
23 —	»	»	»	1,90	4,08	3,07	6,60	traces		2.150	49,200	
24 —	»	»	»	2,00	4,30	3,33	7,15	—		2.150	48,600	
25 —	»	»	»	2,20	4,62	3,38	6,99	—		2.100	48	
26 —	»	»	»	1,80	4,68	3,97	10,32	—		2.600	47,400	
27 —	»	»	»	1,90	5,32	4,61	12,30	néant		2.800	47	L'œdème a disparu. Aucun trouble fonctionnel. État satisfaisant.
28 —	Régime déchloruré tis., 1.000, vin 0.800	»	1,50+6 = 7,50	3,15	6,30	4,87	9,74	néant		2.000	47,700	
29 —	»	»	»	2,80	3,64	4,74	10,89	—		2.300	47,800	
30 —	»	»	»	4,40	7,48	5,38	9,41	—		1.700	48,200	État stationnaire.

Les poumons et les plèvres sont intimement unis par des adhérences.

Le péricarde présente des adhérences très fortes avec le plastron sterno-costal. A son ouverture, on constate une symphyse cardiaque des plus nettes. La séparation du péricarde et du cœur est très difficile ; cette adhérence est très marquée sur la face antérieure, à la base, sur les oreillettes et au niveau du cul-de-sac supérieur, à l'origine des gros vaisseaux qui adhèrent intimement l'un à l'autre ; elle est beaucoup plus faible sur les faces postérieure et diaphragmatique du cœur.

En disséquant le péricarde, on ouvre trois petites poches du volume d'un œuf de pigeon renfermant un liquide jaune citrin ; on trouve de plus à la partie supérieure, englobés dans les adhérences, quelques ganglions augmentés de volume, mais ne présentant, à la coupe, aucun caractère particulier.

Le cœur est volumineux ; il n'a pu être pesé, car il a été impossible de l'isoler du péricarde et des adhérences qui lui sont solidement unis.

Le ventricule et l'oreillette gauches sont hypertrophiés et dilatés.

L'orifice mitral laisse passer deux doigts ; les valvules sont rétractées, indurées, parcheminées, avec des nodules le long des bords ; elles sont insuffisantes à l'épreuve de l'eau.

Le ventricule droit est dilaté.

Rien aux autres orifices.

Les poumons ne présentent rien de spécial ; ils sont un peu congestionnés, surtout aux bases.

Le foie est augmenté de volume et pèse 2.150 grammes ; à la coupe, rien à noter, si ce n'est un peu de congestion.

La rate est également augmentée de volume (300 grammes) et congestionnée.

Les reins paraissent normaux à l'aspect extérieur et pèsent 200 grammes pour le droit, 220 pour le gauche. La capsule se détache aisément. A la coupe, on constate de la congestion diffuse dans tout le parenchyme.

Les capsules surrénales paraissent normales.

Observation XXIX.

H..., âgé de 22 ans, infirmier, entre le 12 *avril* 1905 à l'hôpital Saint-Antoine, salle Lorain, n° 28, pour des douleurs précordiales et de la dyspnée.

Dans ses antécédents personnels, nous relevons, à l'âge de 18 ans, une crise de rhumatisme articulaire aigu qui a duré une vingtaine de jours ; au cours de ce rhumatisme, le sujet n'a accusé aucun symptôme pouvant attirer l'attention du côté du cœur. La crise terminée, il ne reprend pas immédiatement son travail et reste chez lui pendant quelque temps pour se reposer. C'est pendant cette période de convalescence qu'il est pris un jour brusquement, à la suite d'un violent effort pour porter un poids, d'une douleur lancinante dans la région précordiale. Un médecin, appelé aussitôt, lui applique des ventouses scarifiées et lui prescrit de l'iodure de potassium. La douleur diminue un peu, persiste pendant quelques jours, puis disparaît. Dans la suite, des palpitations surviennent de temps à autre ; pas de dyspnée, pas d'œdème.

Le malade reste couché pendant trois mois, puis reprend son travail. Il commence alors à présenter de la dyspnée d'effort et de la dyspnée nocturne, qui l'oblige à passer la nuit assis dans le lit ; les palpitations deviennent plus fréquentes, survenant surtout après les repas. Bientôt l'œdème apparaît aux membres inférieurs, localisé d'abord aux malléoles. Les urines diminuent et contiennent un peu d'albumine.

Au bout d'un mois, le malade cesse tout travail et se met au régime lacté, prenant néanmoins de temps à autre de la viande et des légumes.- Son état s'améliore rapidement, l'œdème disparaît, les troubles fonction nels s'amendent. Après quatre mois de repos, l'œdème survient de nouveau aux membres inférieurs, gagnant jusqu'à la racine des cuisses. Les urines diminuent ; le malade reste couché, au régime lacté absolu.

Ce n'est qu'au bout de 6 mois, que, sous l'influence de la digitale, la diurèse devient abondante, atteignant 5 et 6 litres, et que l'œdème disparaît complètement.

Le malade reprend son métier il y a 9 mois. Mais il travaille irrégulièment, obligé de s'arrêter et de se reposer dès qu'il est trop incommodé par la dyspnée et les palpitations.

. Il y a deux jours, il a ressenti une vive douleur dans la région précordiale qui persiste depuis, il est en même temps très gêné pour respirer. Il entre alors dans le service du docteur Vaquez.

A l'examen du sujet, ce qui frappe immédiatement, c'est le nombre considérable de vergetures qui sillonnent les membres inférieurs et la partie inférieure de l'abdomen. Il n'y a pas d'œdème.

La région précordiale présente, à l'inspection, un mouvement de roulis, surtout marqué vers la pointe du cœur. Celle-ci bat dans le 6ᵉ espace intercostal en dehors du mamelon. On y perçoit, à la palpation, un frémissement cataire présystolique.

A la percussion, le cœur est augmenté de volume et déborde le bord droit du sternum. L'air de matité mesure 179 cmq. 28 et présente une encoche de Sibson très nette. C'est une véritable matité en brioche.

A l'auscultation, on entend à la pointe un rythme mitral complet : roulement diastolique, souffle systolique se propageant dans l'aisselle, dédoublement du deuxième bruit avec maximum à la base ; le souffle systolique est accompagné d'un bruit piaulant intermittent. A la base, accentuation du deuxième bruit pulmonaire, rien à l'aorte. A la tricuspide, léger souffle d'insuffisance tricuspidienne.

Les bruits du cœur sont un peu assourdis ; il existe un bruit de galop droit.

Le pouls est petit et régulier.

On ne constate pas de pouls veineux jugulaire, ni hépatique.

Le foie déborde d'un travers de main les fausses côtes et n'est pas douloureux à la pression.

L'examen des autres appareils est négatif.

Les urines ne contiennent pas d'albumine.

Poids : 60 kgr. 100.

On prescrit le régime lacté, 2.500 grammes. Pas de médicament.

13 avril. — Urines, 2.250. Poids, 59 kgr. 500.

On ajoute au lait du chlorure de sodium à la dose de 8 grammes.

14. — La quantité des urines a baissé : 1.200. Le poids est stationnaire, 59 kgr. 400.

On continue la chloruration, mais on donne en plus : théobromine, 2 grammes.

16. — Même état. Urines, 1.800. Poids, 59 kilogrammes.

17. — Même état. Urines, 2.250. Poids, 59 kgr. 100.

On supprime le chlorure de sodium ; on continue la théobromine.

18. — Le malade se sent mieux ; les bruits du cœur sont moins sourds. Urines, 2.300. Le poids diminue, 58 kgr. 500.

19. — Urines, 2.000. Poids, 58 kgr. 400. Matité cardiaque, 155 cmq. 20 ; il n'y a plus d'encoche de Sibson.

On supprime la théobromine. On prescrit : digitaline de Nativelle 50 gouttes.

21. — Urines, 2.500. Poids, 58 kgr. 700.

Sensation de bien-être.

Les bruits du cœur sont mieux frappés ; le bruit de galop a disparu , le souffle d'insuffisance tricuspidienne persiste, mais très atténué.

Matité cardiaque, 146 cmq. 08.

Le foie a diminué de volume et ne déborde plus que de deux travers de doigts les fausses côtes.

22. — Même état. Urines, 2.500. Poids, 59 kilogrammes.

On ajoute au lait la dose de 8 grammes de chlorure de sodium.

23. — Le malade a passé une mauvaise nuit et est très géné pour respirer.

La quantité d'urines a diminué, 1.600. Le poids a augmenté, 59 kgr. 800.

On continue la chloruration.

24. — Mêmes troubles que la veille.

Urines, 1.400. Le poids continue à augmenter, 60 kgr. 700.

28. — Le malade est très dyspnéique, et se plaint d'une sensation de prurit dans les membres inférieurs.

Au cœur, le bruit de galop droit s'entend de nouveau.

Matité cardiaque : 145 cmq. 25.

Tableau de l'observation XXIX.

DATES	RÉGIME ALIMENTAIRE de la veille.	MÉDICAMENTS de la veille.	NaCl alimentaire.	NaCl urinaire		Quantité d'urine	POIDS du corps
				0 /00	total		
1905 13 avril.	Régime lacté 2 l. 500.		gr. 3,92	gr. 3,90	gr. 87,7	gr. 2,250	kgr. 59,500
14 —	Régime lacté 2 l. 500.		3,92 + 8 = 11,92	5,60	6,72	1,200	59,400
15 —	—	Théobromine 2 gr.	3,92 + 8 = 11,92	5,60	11,20	2,000	59,300
16 —	—	—	3,92 + 8 = 11,92	6,50	11,70	1,800	59,000
17 —	—	—	3,92 + 8 = 11,92	4,50	10,12	2,250	59,100
18 —	Régime lacté 2 l. 500.	Théobromine 2 gr.	3,92	3,90	8,97	2,300	58,500
19 —	—	—	—	3,40	6,80	2,000	58,400
20 —	—	Digitaline 50 gouttes	—	2,30	5,98	2,600	58,600
21 —	—	—	—	2,50	6,25	2,500	58,700
22 —	—	—	—	1,80	4,50	2,500	59,000
23 —	Régime lacté 2 l. 500.		3,92 + 8 = 11,92	3,20	5,12	1,600	59,800
24 —	—		3,92 + 8 = 11,92	4,10	5,74	1,400	60,700
25 —	—		3,92 + 8 = 11,92	8,50	12,32	1,450	61,600
26 —	Régime lacté 2 l. 500.		3,92	3,90	10,14	2,600	60,500
27 —	—		—	2,50	5,75	2,300	60,300
28 —	—		—	2,10	4,20	2,000	61,100
29 —	—	Théobromine 2 gr.	—	2,40	5,52	2,300	60,300
30 —	—	—	—	2,40	4,77	1,950	60,800

Aux poumons, quelques râles sous-crépitants aux deux bases.

Le foie, douloureux, a augmenté de volume et déborde maintenant les fausses côtes d'un travers de main.

Il n'y a pas d'œdème malléolaire appréciable.

Urines, 1.450. Poids, 61 kgr. 600.

On supprime le chlorure de sodium.

26. — La quantité d'urines augmente, 2.600 ; le poids diminue de 1 kgr. 100 ; le malade se sent mieux et peut reposer.

27. — Le mieux continue.

Urines, 2.300. Poids, 60 kgr. 300.

28. — Théobromine, 2 grammes.

29. — L'amélioration persiste. La respiration est plus facile.

Le cœur a diminué de volume : 123 cmq. 25. Les bruits sont encore rapides, mais mieux frappés. On entend encore le bruit de galop droit, mais le souffle d'insuffisance tricuspidienne est moins net.

Le foie n'est plus douloureux ; il a diminué de volume et dépasse d'un à deux travers de doigts les fausses côtes.

Il n'y a plus de râles dans la poitrine.

On continue la théobromine.

30. — Même état. Urines, 1.950. Poids, 60 kgr. 800.

Observation XXX.

G..., âgée de 26 ans, domestique, entre le 6 avril 1905 à l'hôpital Saint-Antoine, salle Damaschino, n° 1, en état d'asystolie.

Dans ses antécédents personnels on relève, à 20 ans, une première crise de rhumatisme articulaire aigu qui a duré plusieurs mois, et au cours de laquelle la malade a ressenti pour la première fois des palpitations de cœur ; le médecin qui la soignait porta alors le diagnostic d'affection cardiaque. La crise de rhumatisme terminée, les palpitations persistent, survenant au moindre effort et s'accompagnant en même temps de gêne respiratoire.

A 24 ans, deuxième crise de rhumatisme articulaire aigu, pour laquelle la malade entre à l'hôpital Cochin, dans le service du docteur Chauffard ; après plusieurs mois de traitement, elle allait quitter l'hôpital lorsqu'elle fut atteinte d'une fièvre typhoïde qui dura trois mois. Une fois guérie, elle reprend ses occupations, mais elle présente de l'essoufflement facile et, de temps à autre, des palpitations de cœur.

L'année dernière, au mois de juillet, la dyspnée augmente, l'œdème envahit les membres inférieurs, remontant jusqu'à la racine des cuisses. Séjour de trois mois à l'hôpital Saint-Antoine dans le service du docteur Vaquez. Très améliorée, la malade quitte l'hôpital le 14 octobre et reprend son travail. Il y a quinze jours, elle a été reprise d'une gêne respiratoire très marquée, qui l'a obligée, au bout de huit jours, à cesser tout travail et à s'aliter ; l'œdème apparaît aux malléoles, remontant bientôt jusqu'à mi-jambe. Ces phénomènes, loin de s'amender par le repos, ne faisant que progresser, la malade se décide, le 6 avril, à retourner dans le service du docteur Vaquez. A son entrée, la malade, cyanosée, en proie à une vive dyspnée, présente un œdème considérable des membres inférieurs. Les parois abdominales sont œdématiées; il y a un léger degré d'ascite.

L'examen du cœur donne les renseignements suivants :

La pointe bat dans le 6e espace intercostal et en dehors du mamelon.

L'aire de matité cardiaque, très augmentée d'étendue, mesure : 171 cmq. 81; à l'auscultation, les battements sont sourds, rapides et irréguliers: 104 pulsations à la minute; on entend à la pointe un souple systolique intense, en jet de vapeur, se propageant dans l'aisselle; à l'appendice xyphoïde un souffle systolique se propageant le long du bord gauche du sternum.

Il existe un pouls veineux jugulaire et hépatique.

Le foie, très augmenté de volume, dépasse le rebord costal de quatre travers de doigts; il est douloureux à la pression.

Aux poumons, râles sous-crépitants aux deux bases.

Les urines sont rares et ne contiennent pas d'albumine. Poids, 52 kgr. 400 On prescrit le régime lacté absolu, 2.500 grammes par jour.

8 *avril.* — Les troubles fonctionnels sont très marqués. Le poids augmente de 900 grammes; quantité d'urine, 400 centimètres cubes.

On remplace le régime lacté par la diète hydrique : eau lactosée 2 litres, et l'on prescrit à partir de ce jour 2 grammes de théobromine.

10. — Le poids est tombé à 51 kgr. 900. La diurèse est abondante : 2.700.

La malade se sent mieux. L'œdème des membres inférieurs a diminué. Le foie est moins douloureux. Aux poumons, les râles sont moins nombreux à la base gauche. L'insuffisance tricuspidienne persiste.

On cesse la diète hydrique; on prescrit le régime lacté absolu : 2.500 gr. par jour.

On ajoute au lait la dose de 6 grammes de chlorure de sodium.

On continue la théobromine.

11. — Urines, 1.900. Poids, 49 kgr. 700.

L'amélioration persiste.

13. — La diurèse est très abondante : 3.000. Poids, 47 kgr. 100.

L'œdème des membres inférieurs diminue. Le foie est moins volumineux; au cœur et aux poumons, mêmes signes.

On continue le même régime et la même médication, mais on supprime le chlorure de sodium donné en supplément.

14. — Urines, 2.850. Poids, 46 kgr. 700.

L'amélioration continue.

17. — Urines, 2.100. Poids, 45 kgr. 700. État stationnaire.

On supprime la théobromine. On prescrit digitaline de Nativelle, 50 gouttes.

18. — La malade se sent beaucoup mieux ; les palpitations ont diminué, la respiration est facile.

Diurèse abondante, 3.250. Poids, 44 kgr. 500.

Tableau de l'observation XXX.

DATES	RÉGIME ALIMENTAIRE de la veille	MÉDICAMENTS de la veille	NaCl alimentaire	NaCl urinaire		Quantité d'urine	POIDS du corps
				0/00	total		
1905			gr,	gr.	gr.	gr.	kr.
8 avril.	Régime lacté, 2 l. 500.		3,92	2,80	1,12	400	53,300
9 —	Eau lactosée, 2 litres	Théobromiue, 2 gr.	Néant.	2,10	4,72	2,250	53,000
10 —	—	—	Néant.	3,80	10,26	2,700	51,900
11 —	Régime lacté, 2 l. 500	Théobromine, 2 gr.	3,92 + 6 = 9,92	4,70	8,93	1,900	49,700
12 —	—	—	3,92 + 6 = 9,92	4,70	15,04	3,200	48,400
13 —	—	—	3,92 + 6 = 9,92	4,80	14,40	3,000	47,100
14 —	Régime lacté, 2 l. 500	Théobromine, 2 gr.	3,92	3,20	9,12	2,850	46,700
15 —	—	—	»	3,10	9,92	3,200	46,000
16 —	—	—	»	2,90	6,52	2,250	45,400
17 —	—	—	»	2,40	5,04	2,100	45,700
18 —		Digitaline, 50 gouttes.	»	3,40	11,05	3,250	44,500
19 —	—	—	»	3,80	13,30	3,500	43,400
20 —	—	—	»	3,40	9,18	2,700	42,600
21 —	—	—	»	2,60	5,98	2,300	42,500
22 —	—	—	»	1.50	3,22	2,150	43,000
23 —	Régime déchloruré : tisane, 1 l. ; vin, 0,300.		1,50	2,20	1,76	800	42,800
24 —	—		»	1,30	1,43	1,100	43,000
25 —	—	Théobromine, 2 gr.	»	1,30	2,34	1,800	43,000
26 —	—	—	»	0,90	1,56	1,750	43,600
27 —	—	—	»	2,70	2,29	850	42,800
28 —	—	—	»	0,70	0,56	800	43,500
29 —	—	Digitaline, 50 gouttes.	»	0,90	2,40	2,650	43 600
30 —	—	—	»	0,70	1,57	2,250	43,500

L'œdème des jambes a presque totalement disparu : il est à peine appréciable au niveau des malléoles.

Les bruits du cœur sont moins sourds et plus réguliers; le souffle d'insuffisance tricuspidienne persiste ainsi que le pouls veineux jugulaire et hépatique. Le pouls est mieux frappé.

Le foie est encore gros, mais n'est plus douloureux.

Aux poumons, quelques râles sous-crépitants à la base droite.

21. — Urines, 2.300. Le poids est tombé à 42 kgr. 500.

Il n'y a plus de râles dans la poitrine. Le souffle d'insuffisance tricuspidienne a diminué d'intensité.

22. — On remplace le régime lacté par le régime déchloruré avec 1 l. 300 de boissons. La débâcle urinaire est à sa fin : 2.150. Poids, 43 kilogrammes.

24. — La malade mange avec appétit et se déclare très satisfaite de ce régime. Urines, 1.100. Poids, 43 kilogrammes.

Théobromine, 2 grammes.

27. — L'œdème malléolaire a complètement disparu.

Au cœur, mêmes signes d'auscultation.

Urines, 850. Poids, 42 kgr. 800.

On supprime la théobromine.

28. — Urines, 800. Poids, 43 kgr. 500.

La malade se plaint de palpitations et de gêne respiratoire.

On prescrit 50 gouttes de digitaline Nativelle.

29. — Urines, 2.650. Poids. 43 kgr. 600.

Sensation de bien-être. La malade respire facilement; les palpitations ont diminué.

30. — Urines, 2.250. Poids, 43 kgr. 500.

L'amélioration continue.

Mêmes signes cardiaques.

Ces trois observations mettent en relief l'importance, chez les cardiaques, de la suppression du sel alimentaire au cours du traitement médicamenteux. Étudions-les séparément.

Dans l'observation XXVIII il s'agit d'un jeune sujet porteur d'une lésion mitrale, entré à l'hôpital en état d'asystolie, et chez lequel nous avons pu étudier l'action diurétique et déchlorurante de certains médicaments, particulièrement de la digitale et de la théocine.

Pendant toute la durée de l'observation, le régime alimentaire est resté constamment le même : régime composé de pain viande, beurre, légumes, préparés sans sel ; même quantité de boissons, un litre de tisane et 30 centilitres de vin.

A son entrée on constate un œdème considérable des membres inférieurs, remontant au delà des aines jusqu'au thorax ; il y a des râles dans la poitrine, du liquide dans les plèvres, le péritoine et probablement le péricarde ; le cœur est augmenté de volume (184 cmq. 260), les valvules tricuspides sont insuffisantes.

Le malade, est tout d'abord, soumis au régime déchloruré sans l'adjonction d'aucun médicament : l'état reste stationnaire, le poids ne varie pas, oscillant autour de 60 kgr. 900, la diurèse est au-dessous de 500 grammes, les chlorures urinaires sont en quantité égale aux chlorures ingérés.

On ajoute alors à l'alimentation du chlorure de sodium, à la dose quotidienne de 5 grammes. En deux jours le poids augmente de 900 grammes, la diurèse reste insuffisante, l'élimination chlorurée est très inférieure, la dyspnée devient intense. Le troisième jour de la chloruration on administre 50 gouttes de digitaline Nativelle, soit un milligramme : le poids continue à augmenter, l'oligurie persiste avec faible élimination chlorurée. Au total, cette période de chloruration dure cinq jours, pendant lesquels le malade absorbe 32 gr. 5 de chlorures et en élimine seulement, malgré l'administration de la digitaline, 8 gr. 50. La rétention est donc de 24 grammes, entraînant une augmentation de poids de 2 kgr. 850.

Dans la période suivante, on supprime alors l'ingestion supplémentaire de sel. Les deux premiers jours, le poids monte encore un peu, mais déjà la quantité des urines s'élève au-dessus de 500 centimètres cubes, les chlorures urinaires augmentent, et le troisième jour, c'est-à-dire six jours après l'administration de la digitale, la crise polyurique se produit, 2.200 centimètres cubes, l'élimination chlorurée est de 4 gr. 62, le poids tombe, de 64 kgr. 550, à 64 kilogrammes ; les troubles

fonctionnels s'amendent. Il semble donc que dans ce cas l'ingestion de chlorure de sodium, en augmentant la rétention, ait
empêché la digitale de produire ses heureux effets ; la suppression du chlorure de sodium dans le régime alimentaire à
un moment où la crise digitalique aurait dû déjà, en toute autre
circonstance, apparaître, a permis alors à la digitale de produire
son action et d'amener la crise polyurique qui avait été retardée
par la chloruration. Les jours suivants, la quantité des urines,
tout en restant au-dessus de 100 centimètres cubes diminue un
peu ; la baisse de poids continue ; l'élimination chlorurée est en
moyenne de 4 gr. 50 par 24 heures ; l'état s'améliore, l'œdème
des membres inférieurs diminue légèrement.

L'administration d'un purgatif, l'eau-de-vie allemande, amène
une chute de poids de 1 kgr. 450.

On donne alors, de nouveau, 50 gouttes de digitaline de
Nativelle : dès le lendemain on constate une légère augmentation des urines et des chlorures éliminés, en même temps
qu'une amélioration de l'état du malade. Le surlendemain, les
urines atteignent 1.400 centimètres cubes, les chlorures 6 gr. 86.
Mais l'action de la digitaline s'épuise rapidement, et, quatre
jours après son administration, la quantité des urines tombe au-
dessous de 1.000 centimètres cubes, le chiffre des chlorures urinaires diminue ; pourtant, le poids, qui s'était tout d'abord élevé
de 800 grammes, baisse insensiblement. Les jours suivants on
administre pendant trois jours l'acétate de théocine à la dose de
0 gr. 75, puis, pendant deux jours, l'énergétène de genêt à la
dose de 72 gouttes. Ces deux médicaments restent inefficaces.

Dans ces conditions, la crise polyurique libératrice ne se
produisant pas, on essaie de nouveau l'acétate de théocine, mais
on porte la dose à 1 gr. 60. Ce médicament se montre alors d'une
efficacité surprenante et produit des résultats tout à fait
remarquables. Il détermine la fonte des œdèmes et la déshydratation rapide de l'organisme, en provoquant une véritable crise

polyurique et polychlorurique. Pendant les douze jours qu'a duré cette médication, la quantité des urines a été en moyenne de 2.400 centimètres cubes par 24 heures ; 18 grammes de chlorures ont été ingérés, 119 gr. 49 éliminés, ce qui fait une déchloruration de 101 gr. 49. Le poids diminue de plus d'un kilogramme par jour; au total, la perte de poids a été de 14 kgr. 200. En même temps nous assistons à une transformation complète de l'état du malade : celui-ci ne présente plus trace d'œdème et accuse une véritable sensation de bien-être. Le cœur a diminué de volume (138 cmq. 40), le souffle d'insuffisance tricuspidienne est à peine perceptible.

Dans la période suivante, on prescrit 50 gouttes de digitaline de Nativelle, réparties en trois jours. La digitaline ne produit que des effets insuffisants : la quantité des urines reste au-dessous de 1.000 centimètres cubes, le taux des chlorures urinaires n'est que très peu supérieur au taux des chlorures ingérés, l'élimination n'étant que de 2 grammes à 2 gr. 50 par 24 heures ; le poids augmente légèrement, mais d'une façon constante. Bientôt l'œdème apparaît à la face, aux malléoles, les troubles fonctionnels réapparaissent. De temps à autre, la quantité des urines s'élève au-dessus de 1.000 centimètres cubes et une crise polyurique essaie de s'établir. La déchloruration reste insuffisante. A la fin de cette période on constate une amélioration de l'état du malade : l'œdème diminue, les troubles fonctionnels disparaissent. Le poids pourtant a continué sa marche ascendante et, de 46 kgr. 400 qu'il était le 21 février, atteint 49 kgr. 500 le 21 mars.

On prescrit alors, pendant cinq jours, 2 grammes de théobromine. La quantité des urines s'élève au-dessus de 2.000 centimètres cubes ; le chiffre des chlorures urinaires augmente. Pendant cette période, 9 grammes de sel sont absorbés, 24 gr. 87 éliminés, la déchloruration est donc de 15 gr. 87. Le poids baisse de 2 kgr. 900. L'œdème disparaît.

On ajoute à ce moment 6 grammes de sel au régime alimentaire et l'on continue la théobromine. Pendant cette dernière période, qui dure trois jours, la quantité des urines diminue, les chlorures éliminés sont inférieurs de 5 gr. 08 aux chlorures ingérés, le poids augmente de 1 kgr. 200.

La chloruration de l'organisme, au cours de l'administration de la théobromine, a ainsi diminué l'action diurétique et déchlorurante de ce médicament, comme elle l'avait fait précédemment pour la digitale.

Nous n'insisterons pas, dans la discussion de cette observation, sur la courbe de l'urée, dont l'élimination s'est montrée tout à fait indépendante de celle des chlorures, ni sur la courbe de l'albumine, qui, dans l'ensemble, n'a guère varié et est restée à un taux assez bas, si ce n'est au cours de la seconde médication digitalique et de l'administration de la théocine où la quantité a un peu augmenté, tout au moins dans les premiers jours. En tout cas, l'albuminurie a ensuite complètement disparu.

L'observation XXIX a trait à un sujet porteur d'une double lésion mitrale présentant, à son entrée à l'hôpital, une insuffisance tricuspidienne avec la série des troubles qui l'accompagnent.

Il est soumis, pendant tout son séjour à l'hôpital, au régime lacté : 2 litres et demi. Dans une première période, on ajoute à son régime du chlorure de sodium à la dose de 8 grammes ; la chloruration était donc de 3 gr. 82 + 8 = 11 gr. 82. Puis on prescrit 2 grammes de théobromine. La diurèse reste élevée ; les chlorures sont éliminés en quantité égale aux chlorures ingérés ; le poids oscille autour du même chiffre. L'état du malade reste stationnaire. La suppression du sel entraîne une augmentation de la quantité des urines et des chlorures éliminés, qui sont alors supérieurs aux chlorures ingérés ; le poids baisse légèrement ; la matité cardiaque diminue : de 179 cmq. 28, elle tombe à 155 cmq. 20. L'état s'améliore.

L'addition de 8 grammes de chlorure de sodium pendant trois jours au régime lacté amène une diminution de la diurèse, du taux de l'élimination chlorurée, ainsi qu'une élévation du poids. Les troubles fonctionnels réapparaissent. Il suffit de supprimer le sel pour voir du même coup la quantité des urines augmenter, les chlorures éliminés devenir supérieurs aux chlorures ingérés et le poids baisser légèrement. Les troubles que présentait le malade disparaissent. La matité cardiaque a considérablement diminué et atteint à ce moment 123 cmq. 25.

A ce moment, les liquides d'infiltration ayant été presque entièrement éliminés, l'administration de la théobromine n'amène pas de modifications notables du syndrome urinaire.

Dans l'observation XXX il s'agit d'une malade atteinte d'insuffisance mitrale, entrée à l'hôpital en état d'asystolie. Soumise au repos et au régime lacté, elle ne présente aucune amélioration. On prescrit alors, pendant deux jours, la diète hydrique et la théobromine à la dose de 2 grammes. Le poids diminue, la diurèse s'établit avec polychlorurie.

Dans la période suivante, on continue la théobromine, mais on remplace la diète hydrique par le régime lacté, 2 litres et demi, additionné pendantt rois jours de chlorure de sodium à la dose de 6 grammes ; la chloruration était donc : 3 gr. 92 + 6 = 9 gr. 92. La diurèse persiste et devient abondante, s'élevant même jusqu'à 3.200 grammes ; l'élimination chlorurée augmente ; le poids diminue régulièrement. On supprime alors le chlorure de sodium.

Après neuf jours de traitement par la théobromine, l'état de la malade s'est considérablement amélioré ; la déshydratation a été de 7 kgr. 600.

On prescrit alors L gouttes de digitaline de Nativelle. Immédiatement, l'action de la digitale se manifeste. La quantité des urines monte de 2.100 à 3.250 et 3.500 grammes ; les chlorures éliminés atteignent 11 gr. 05 et 13 gr. 30 ; le poids tombe de 2 kgr. 300 en deux jours. L'état de la malade est très satisfaisant ; l'œdème des jambes a totalement disparu. Les jours suivants, cette amélioration continue. Dans une dernière période on remplace le régime lacté par le régime déchloruré ; à ce moment, notre malade est à peu près en état d'équilibre chloruré. Sous l'influence de la théobromine et de la digitaline prescrites pendant cette période, la quantité des urines s'élève, mais l'élimination chlorurée reste, en somme, au même chiffre. Le poids ne varie pas.

Chez ce sujet, la chloruration alimentaire n'a pas modifié l'action diurétique et déchlorurante de la théobromine. C'est que, sans doute, le système cardio-vasculaire ayant retrouvé à ce moment sa tonicité, le chlorure de sodium ingéré a été entraîné par la chasse sanguine et a pu être ainsi éliminé.

La digitale, administrée alors que l'organisme s'était déjà en grande partie déshydraté, a pu manifester immédiatement son action, en renforçant l'impulsion cardio-vasculaire et activant la diurèse.

Ces observations mettent en évidence l'action adjuvante de l'alimentation déchlorurée au cours des traitements médicamenteux et particulièrement au cours du traitement digitalique.

Si, maintenant, nous jetons une vue d'ensemble sur tous les faits que nous venons d'étudier, nous pouvons émettre quelques considérations sur l'action et les indications de la cure de déchloruration dans les différentes périodes des cardiopathies.

I. — Action préventive de la cure de déchloruration.

Nous avons vu que les petits troubles d'insuffisance cardiaque s'accompagnent de rétention chlorurée. Nous avons vu également que l'ingestion de chlorure de sodium, chez un sujet dont le système cardio-vasculaire n'a plus l'énergie nécessaire pour assurer la chasse chlorurée, peut en provoquer l'apparition ou la réapparition. Il peut arriver, comme nous l'avons souvent constaté, que ces rétentions chlorurées, même minimes, se complètent et s'aggravent au point de donner lieu aux véritables accidents asystoliques. Il est donc de la plus haute importance, en pareil cas, de restreindre la quantité des chlorures ingérés. C'est de cette façon que l'on pourra, à cette période des cardiopathies, prévenir des accidents plus graves et reculer le plus tard possible l'échéance des complications asystoliques. Si pourtant la diète chlorurée n'amène seulement qu'un arrêt dans l'aggravation de la maladie, c'est que le sel s'est déjà accumulé dans l'organisme et que le cœur défaillant ne peut en assurer l'expulsion. Il faudra alors s'adresser aux moyens thérapeutiques.

Ce que nous savons maintenant de l'action hydropigène du chlorure de sodium et de son mode d'élimination à la période pré-asystolique nous permet de formuler quelques indications alimentaires et thérapeutiques.

Aux cardiaques se plaignant seulement de troubles légers, dyspnée d'effort, essoufflement, insomnie, œdèmes malléolaires fugaces, etc., il faut recommander un régime alimentaire déchloruré, ou tout au moins hypochloruré. Ce régime diététique n'amène qu'une amélioration insuffisante lorsque les troubles fonctionnels sont plus accusés ; il est alors indispensable de lui adjoindre l'action des médicaments cardio-vasculaires et diurétiques, qui sont en même temps des déchlorurants. Dans la pratique on pourra procéder de la façon suivante : on conseillera à ces malades de suivre un régime alimentaire régulièrement hypochloruré, avec cure mensuelle de déchloruration et adjonction de moyens thérapeutiques. On leur prescrira, en conséquence, de rester une fois par mois, pendant quatre jours de suite, au repos le plus complet possible et de prendre, au matin, une préparation digitalique, telle que XV gouttes de la solution de digitaline cristallisée au millième (Mialhe-Petit) ou 15 centigrammes de poudre de feuilles de digitale en macération. En même temps, on recommandera l'alimentation déchlorurée pendant cette cure digitalique, alimentation qui sera d'autant mieux supportée qu'elle n'aura pas à être prolongée.

Quinze jours après, on prescrira de même, utilement, un traitement moins actif, par le strophantus ou mieux encore la théobromine, également pendant une durée de quatre à cinq jours, sans rien changer à l'alimentation habituelle qui sera l'alimentation hypochlorurée. Celle-ci devra comporter, comme première indication : tout d'abord éviter tout écart de régime au point de vue du sel ingéré, ensuite de ne point ajouter à table de sel aux aliments absorbés ; si ces conseils sont régulièrement suivis et si le malade veut bien restreindre la quantité des aliments assez fortement chlorurés, comme le pain, ou mieux encore le remplacer par du pain déchloruré, on peut arriver à ne faire absorber qu'une quantité de 4 à 5 grammes de sel par jour, laquelle, à cette période de cardiopathies, est ordinairement bien supportée.

C'est de cette façon que l'on pourra éviter l'action hydropigène du chlorure de sodium, et par suite amener la disparition des petits signes d'insuffisance cardiaque et en empêcher le retour. La méthode diététique d'Œrtel, qui consiste, comme on le sait, dans la restriction des boissons, tend au même but par un moyen détourné, car, en diminuant la quantité des boissons ingérées, elle s'oppose momentanément à l'hydratation ; mais elle n'en supprime pas le facteur principal qui est le chlorure de sodium ingéré, dont la rétention dans les tissus provoque l'hydratation.

II. — ACTION CURATIVE DU RÉGIME DÉCHLORURÉ.

Chez certains cardiaques, la diète chlorurée et le repos au lit peuvent avoir une action curative et amener à eux seuls la rétrocession des œdèmes, la disparition des troubles fonctionnels et même des phénomènes asystoliques ; il suffit qu'à ce moment le cœur et les vaisseaux, qui étaient en état d'insuffisance transitoire, aient récupéré leur tonicité ; ils retrouvent alors, du fait de ces deux prescriptions, l'énergie nécessaire pour triompher des obstacles apportés à la circulation par la rétention chlorurée.

On sait depuis longtemps que certains cardiaques, à une époque encore peu avancée de la maladie, sont capables de guérir de leurs accidents par un séjour prolongé au lit et le régime lacté, qui agit ici surtout comme alimentation hypochlorurée. L'observation nous a montré que le régime lacté, qui nécessite l'absorption d'une quantité de 3 litres de lait en moyenne pour assurer la ration alimentaire et introduit de ce fait une dose de 4 à 5 grammes de sel dans l'organisme, peut être chez certains sujets une alimentation encore trop chlorurée ; de plus, en raison du liquide absorbé, elle amène une surcharge circulatoire. Le régime déchloruré composé de pain, viande, légumes, présente alors de grands avantages, dont il est redevable à sa faible teneur chlorurée ; institué alors que l'insuffisance cardiaque tend à diminuer, il peut amener un véritable effondrement des œdèmes, lesquels ne rétrocéderaient que lentement en 15 jours, 3 semaines, sous l'influence de l'alimentation lactée.

Comme l'a signalé M. Widal, la station horizontale est souvent un adjuvant indispensable de la cure de déchloruration ; la station debout prolongée, la marche forcée tiennent une des premières places parmi les causes accessoires qui aident au développement de l'hydratation.

« L'œdème des chemineaux, dit M. Widal (1), ne doit être le plus souvent qu'un symptôme avant-coureur développé au cours d'une affection cardiaque ou rénale latente et difficile encore à dépister. J'ai observé un œdème très marqué des membres inférieurs développé pour la première fois chez un jeune

(1) WIDAL, les Régimes déchlorurés. Rapport présenté au *Congrès français de médecine* tenu à Liège. Septembre 1905.

homme de 24 ans venu à pied de Lyon à Paris. Le repos au lit et le régime déchloruré amenèrent en 7 jours la disparition des infiltrations et une chute de poids de 5 kilogrammes avec polyurie et polychlorurie correspondante. Ce jeune homme, toujours bien portant jusque-là, n'avait jamais souffert du moindre malaise et avait même suivi à pied l'année d'avant les manœuvres de l'Est sans jamais avoir constaté la moindre trace d'œdème. Une auscultation attentive du cœur permit de déceler un redoublement très peu marqué du premier temps. »

Des faits de cette nature, qui sont loin d'être exceptionnels, sont importants à retenir lorsqu'il s'agit d'interpréter l'action de certains médicaments cardiaques ou diurétiques. Ils nous indiquent qu'il ne faut pas se hâter de conclure à l'efficacité de tel ou tel agent thérapeutique avant de savoir si une diurèse tout aussi abondante n'aurait pas pu se produire indépendamment de lui.

Cette déchloruration spontanée, qui se voit si fréquemment au cours des premiers troubles de l'insuffisance cardiaque, est plus rare à la période des véritables accès asystoliques avec dilatation cardiaque, insuffisance tricuspidienne, congestion hépatique, etc.

Elle peut néanmoins se voir aussi, et c'est chez de tels malades qu'un retour trop rapide à l'alimentation ordinaire, alimentation trop chlorurée pour eux, a souvent pour effet de déterminer une reprise également rapide des accidents antérieurs. C'est le sel qui constitue la substance dangereuse et non telle ou telle variété d'aliments. La viande, cet aliment réputé si dangereux, est au contraire, en général, inoffensive comme l'a montré M. Widal, à condition de ne pas la saler. Le bouillon, qui renferme jusqu'à 10, 12 et 15 grammes de chlorure de sodium par litre, représente, en somme, une véritable solution de sel ; c'est à sa forte chloruration que sont dus la plupart des accidents que l'on a observés à la suite de son usage chez les brightiques et les cardiaques.

Chez les malades sortant d'une crise d'asystolie, c'est donc la teneur en sel qu'il importe de régler dans l'alimentation plutôt que telle ou telle variété de substances alimentaires. Aussi, pour parer à une reprise des accidents, il ne faudra pas prescrire immédiatement l'alimentation ordinaire à la suite du régime déchloruré, mais d'abord une alimentation faiblement chlorurée, contenant 3 à 4 grammes de chlorures en moyenne, dont on augmentera progressivement la teneur en sel si l'observation minutieuse du malade nous apprend qu'il est en état de les éliminer; dans le cas contraire, la reprise du régime déchloruré s'impose.

Il ne faut pas oublier que, dans tous les cas de cet ordre, le régime déchloruré n'a le plus souvent qu'une action suspensive et que, malgré la diète chlorurée, les accidents asystoliques peuvent réapparaître à la suite d'une fatigue, d'une émotion. Mais, même dans ces cas, la restriction du sel dans l'alimentation permet aux cardiaques d'éviter la plupart des accidents dus à la rétention des chlorures. M. Widal a observé une malade, atteinte d'insuffisance mitrale, qui a suivi exactement pendant deux ans un régime alimentaire ne contenant que 5 à 6 grammes de chlorure de sodium par jour. « Cette malade fut surprise plusieurs fois par de violentes attaques d'asystolie avec affolement cardiaque et pouls insaisissable, mais jamais elle ne présenta d'œdème; ses tissus, récelant aussi peu de chlorures que possible, ne se sont jamais hydratés; grâce à son régime prolongé cette malade ne fit que de l'asystolie sèche. »

III. — ACTION ADJUVANTE DE LA CURE DE DÉCHLORURATION.

Comme nous l'avons vu, la diète chlorurée est la base de la thérapeutique cardiaque. Elle exerce une action préventive sur les troubles de l'insuffisance cardiaque et sur la rétention chlorurée, en diminuant ou supprimant dans l'alimentation le chlorure de sodium, qui est l'élément nocif. Elle peut même suffire dans certains cas à déterminer la débâcle polyurique et polychlorurique et, de ce fait, la fonte des œdèmes et la disparition des phénomènes asystoliques. Mais le plus souvent, à certaines périodes de la maladie, la diète chlorurée peut être insuffisante à libérer le malade de ses œdèmes, ou elle ne le fait que d'une façon incomplète. Il faut rendre alors au système cardio-vasculaire l'énergie qui lui manque et pour cela s'adresser aux moyens usuels de la thérapeutique. Dans quelques-unes de nos observations, nous avons étudié et mis en évidence l'action de quelques médicaments, particulièrement la digitale, la théobromine et la théocine. La digitale constitue, à ce point de vue, l'agent thérapeutique par excellence : en agissant sur le cœur et les vaisseaux, elle en augmente la force et la contractilité et accélère la vitesse du courant sanguin ; du même coup, elle supprime la stase veineuse et rétablit le sens du courant osmotique ; elle provoque ainsi la reprise de la sérosité d'œdème avec ses chlorures et la polyurie libératrice.

La théobromine et la théocine, dont l'action s'exerce surtout sur le rein, sont d'excellents médicaments déchlorurants ; elles produisent chez certains cardiaques une déshydratation rapide ; elles soulagent ainsi le travail du cœur et améliorent les conditions circulatoires.

MM. Widal et Javal (1) ont fait une longue étude comparative de quelques diurétiques : ils ont établi l'efficacité de la digitale, de la théobromine et de la théocine, dont ils ont montré la différence d'action.

Nous ne nous étendrons pas sur cette question, qui est main-

(1) Widal et Javal, La chlorurémie et la cure de déchloruration dans le mal de Bright. Étude sur l'action déchlorurante de quelques diurétiques. *Presse médicale*, n° 80, 7 octobre 1903.

tenant bien connue. Nous voulons simplement insister sur certains faits relatifs à l'action adjuvante de l'alimentation déchlorurée au cours des traitements médicamenteux.

Lorsqu'on prescrit à un cardiaque de la digitale, on a coutume de le soumettre en même temps au régime lacté. L'indication du régime lacté en pareil cas est tout à fait rationnelle, car une alimentation hypochlorurée est un auxiliaire utile de l'action de la digitale.

Nous avons remarqué, en effet, que les préparations digitaliques sont très souvent inefficaces ou insuffisantes, lorsque l'on n'a pas eu soin de restreindre la quantité des chlorures ingérés dans l'alimentation. L'observation XXVIII est tout à fait probante à cet égard : chez ce malade à peine sorti d'une crise d'asystolie, l'ingestion de chlorure de sodium à la dose, cependant minime, de 5 grammes, poursuivie pendant une cure digitalique provoque une augmentation progressive des œdèmes, avec dilatation cardiaque et exacerbation des troubles fonctionnels (on reproduisait ainsi le fait, en apparence paradoxal, signalé par M. Merklen, de la dilatation cardiaque sous l'influence de la digitale chez les sujets en état d'insuffisance myocardique). La crise polyurique retardée par la chloruration n'apparaît que si l'on rétablit la diète chlorurée. Dans d'autres cas, l'ingestion de sel au cours de la cure digitalique, sans en supprimer l'action, en diminue les effets.

Il est donc de toute nécessité, dans le traitement des cardiaques par la digitale, de recommander la diète chlorurée. Le lait, à ce point de vue, peut être recommandé. Un régime plus substantiel composé de pain, viande, légumes, préparés sans sel, est toujours bien supporté et présente sur le régime lacté l'avantage de renfermer moins de sel et d'introduire dans l'organisme une moins grande quantité de liquide.

On peut faire la même remarque générale à propos des autres médicaments diurétiques, comme la théobromine et la théocine (observations XXIX et XXX) ; mais il ne nous a pas cependant paru que l'alimentation chlorurée, pourvu qu'elle ne le fût pas en excès, s'opposât aussi nettement à leur action thérapeutique. C'est du moins ce que l'on peut observer chez les cardiaques lorsque la perméabilité du rein aux chlorures n'est pas encore profondément altérée.

MM. Widal et Javal avaient également noté cette différence d'action des médicaments diurétiques suivant l'état d'hydratation de l'organisme : « Il ne faut pas oublier qu'on peut observer dans la sensibilité aux diurétiques des différences individuelles qui doivent relever de causes variées, mais qui parfois semblent tenir simplement au degré d'hydratation de l'organisme au moment où le médicament est administré. »

Maintenant que nous connaissons l'action favorable de la diète chlorurée au cours des traitements médicamenteux, un point important est de savoir quelles sont, en thérapeutique cardiaque, les indications de ces trois médicaments diurétiques : la digitale, la théobromine et la théocine.

Ces indications ont été bien précisées par M. Vaquez. D'une façon générale, dans les cardiopathies aortiques ou mitrales avec tension basse, surtout chez les jeunes sujets, c'est la digitale qui constitue le médicament de choix. Elle doit être administrée à doses fortes et comme premier médicament. La crise polyurique ne survient que le lendemain ou le surlendemain, et, lorsqu'elle a pris fin, on peut alors prescrire la théobromine, qui achèvera d'exonérer l'organisme du sel qui l'encombre. Chez ces malades, la théobromine n'est qu'un adjuvant, qui peut être employé à la suite de la digitale et dont l'usage peut être prolongé plus ou moins longtemps.

Chez les sujets atteints de cardiopathie mitrale ou surtout aortique, avec tension élevée, la conduite thérapeutique doit être différente. Dans les cas de cet ordre, la cardiopathie peut être consécutive à l'hypertension artérielle, fait que M. Vaquez a bien mis en lumière dans ses nombreux travaux sur l'hypertension artérielle ; la sclérose artérielle est alors une lésion presque constante, et la perméabilité rénale est habituellement très diminuée. La théobromine sera alors le médicament de choix ; en raison de l'action qu'elle exerce sur le rein, elle sera par excellence le médicament diurétique et déchlorurant.

On a coutume de dire que, chez ces malades à tension élevée, la digitale est ordinairement contre-indiquée à cause de son action hypertensive. M. Vaquez (1) a montré qu'en regard des inconvénients hypothétiques signalés par les auteurs, et notamment du danger qui résulterait de la surélévation de la tension artérielle, la digitale avait le grand avantage de combattre la dilatation cardiaque légère, mais habituelle, que l'on constate au cours de la sclérose rénale et qui prend une part importante à la genèse des complications. Une preuve convaincante en est donnée par ce fait que chez les brightiques le bruit de galop, qui est un symptôme révélateur de dilatation cardiaque, disparaît sous l'influence de l'action de la digitale.

Il n'est donc pas irrationnel de soumettre les cardiaques hypertendus à la médication digitalique. Celle-ci sera indiquée lorsque la percussion permettra d'affirmer la réalité de la dilatation cardiaque, par l'augmentation de l'aire de matité de l'organe, et que l'auscultation aura révélé l'existence de bruit de galop ou d'insuffisances valvulaires fonctionnelles, témoins de cette même dilatation. La digitale sera, chez ces malades, seulement une médication adjuvante, qui n'aura à intervenir que de loin en loin pour compléter l'action de la théobromine. Elle devra être administrée à doses réfractées, 1 milligramme, par exemple, de la solution alcoolique au millième, en quatre jours. On pourra lui adjoindre, pendant les deux premiers jours de son administration, comme sédatif du système vasculaire, suivant

(1) Vaquez, Des effets mécaniques de l'hypertension sur le système cardio-aortique. *Semaine médicale*, n° 19, 10 mai 1905.

la pratique de Traube, les préparations opiacées : la poudre de Dower, à la dose de 60 à 80 centigrammes, est alors un médicament de choix, dont l'action sédative et l'action diurétique se complètent heureusement.

Quant à la théocine, elle peut avantageusement remplacer la théobromine ; on emploie, de préférence à la théocine pure, l'acétate de théocine, qui est moins toxique et dont l'activité est, à dose un peu plus élevée, égale à celle de la théocine. Elle fera merveille dans certains cas : nous avons pu en constater la puissante action polyurique et polychlorurique chez le malade de l'observation XXVIII. Mais ayant observé dans quelques cas, à la suite de son emploi, des accidents graves, il nous paraît prudent d'en limiter les indications. Aussi, en raison des dangers qu'elle présente, nous pensons qu'il ne faut prescrire l'acétate de théocine que dans les cas désespérés, alors que les autres médications ont échoué.

*
* *

Les indications de la suppression totale du sel alimentaire sont encore plus rigoureuses, lorsqu'il s'agit de cardiaques ayant déjà eu des accidents asystoliques et en imminence de nouveaux accès. La diète chlorurée est alors seule capable, combinée au repos, de les prévenir. C'est au régime déchloruré plutôt qu'au régime lacté qu'il faudra avoir recours. Et même dans les périodes aiguës des accidents c'est la suppression totale du chlorure de sodium qu'il faudra imposer aux malades ; on prescrira la diète hydrique pendant un ou deux jours en moyenne. Il n'est alors pas inutile de rappeler ici le danger des injections de sérum artificiel dans le traitement des affections cardiaques, particulièrement à la période asystolique. Cela découle des faits que nous avons rapportés précédemment et des considérations que nous venons d'émettre. La nocivité des injections de sérum artificiel chez certains malades est un fait indiscutable, et qui a été prouvé, depuis les premières communications de M. Widal, par de nombreuses observations aussi bien chez les cardiaques que chez les brightiques, à certaines périodes de leur maladie, et, en général, chez les sujets en état de rétention chlorurée.

*
* *

Cette étude nous montre que le régime alimentaire des cardiaques, à quelque période que ce soit de l'évolution de leur affection, ne doit pas être livré au hasard, ni être fixé d'après nos préférences personnelles : ce sont les faits d'observations et non des idées théoriques qui doivent ici guider le médecin et permettre de décider, par l'examen méthodique du bilan chloruré, du degré de chloruration qui peut être toléré dans le régime alimentaire.

Nous connaissons la façon d'établir le bilan des chlorures par la méthode de la chloruration alimentaire. A l'hôpital, on soumet le malade au régime déchloruré, on prend son poids et on dose les chlorures éliminés. Dès que l'équilibre chloruré est presque établi, on ajoute à l'alimentation, pendant trois jours, la dose quotidienne de 5 grammes de sel. Si cette dose est normalement éliminée, on la porte à 10 grammes pendant une seconde période. Il est ainsi facile d'établir, par les résultats obtenus, la chloruration du régime alimentaire.

On procédera de la même façon dans la clientèle de la ville, lorsqu'on aura affaire à un malade docile. Dans le cas contraire, on soumettra le malade à une quantité fixe de lait, 3 litres par exemple, ce qui représente 4 à 5 grammes de sel. On notera le poids et la quantité de chlorures éliminés, sinon tous les jours, du moins tous les deux jours. Puis on ajoutera au régime lacté du chlorure de sodium à la dose de 3 à 4 grammes pendant une période de trois jours en moyenne, dose que l'on doublera dans une seconde période de même durée. Cette épreuve durera une dizaine de jours. La courbe du poids et des chlorures éliminés, l'état du malade nous donneront tous les renseignements nécessaires pour décider le régime alimentaire, et en même temps des indications précieuses pour la thérapeutique à suivre.

Mais, alors même que l'élimination chlorurée se fait d'une façon parfaite et que le poids n'augmente pas sous l'influence de la chloruration alimentaire, il faudra mettre le malade en garde contre les dangers d'une chloruration excessive, même transitoire.

Un cardiaque qui a déjà souffert d'asystolie ne sait jamais à quel moment précis l'usage du sel pourra de nouveau lui être nuisible. Un tel malade, même en état d'équilibre chloruré, doit au moins se préoccuper sans cesse de la chloruration de son régime; il lui faut savoir qu'il ne doit jamais faire usage d'une alimentation trop salée. C'est un principe d'hygiène dont il ne doit pas se départir.

CHAPITRE VII

COMPOSITION DES RÉGIMES DÉCHLORURÉS

Nous connaissons les indications de la cure de déchloruration. Nous allons voir maintenant comment on peut composer
un régime déchloruré. Celui-ci comporte une assez grande variété
d'aliments, qui permet de satisfaire le goût des malades et de
fixer la ration qui convient à chacun d'eux.

M. Widal a établi, dans son rapport du congrès de Liège sur
les régimes déchlorurés (1), avec la plus grande précision et
dans ses moindres détails, la liste des aliments qui peuvent
entrer dans la composition de ce régime et la façon dont on
peut les combiner pour fournir à l'organisme les quantités vou-
lues d'albuminoïdes, d'hydrates de carbone, de graisse et le
nombre de calories nécessaires.

Nous empruntons à ce travail toutes les indications qui vont
suivre.

Le pain est un aliment très riche en sel : suivant Laufer, le
pain de ménage en contient 5 à 6 grammes, le pain de luxe
8 à 10 grammes et le petit pain dit croissant 15 grammes environ. Le pain peut être remplacé par des pommes de terre
bouillies sans sel, mais sa privation est toujours mal supportée

(1) WIDAL, Les régimes déchlorurés. Rapport présenté au *Congrès français
de médecine tenu à Liège,* septembre 1905.

par le malade. Il est préférable de prescrire dans l'alimentation du pain préparé sans sel ; sa fabrication ne présente aucune difficulté, il suffit de ne pas ajouter de sel au moment du pétrissage de la pâte et, lorsque le levain n'est pas employé en nature, de veiller à ce que la pâte de la veille, mise de côté pour cet usage, en soit tout à fait dépourvue. On arrive ainsi à obtenir une pâte ne renfermant que la quantité minime de chlorure provenant de la farine. C'est ainsi que le pain déchloruré, vendu dans le commerce sous le nom de pain « Anhalo », ne contient que 0 gr. 70 de sel par kilogramme. Le pain déchloruré se déshydrate très rapidement, car l'eau qu'il contient n'est plus retenue par les propriétés hygroscopiques du chlorure de sodium et s'évapore. On peut remédier à cet inconvénient en fabriquant le pain à la viennoise, c'est-à-dire en employant de la farine de gruau à laquelle on ajoute, pour faire la pâte, en même temps que l'eau, une certaine quantité de lait. Ce pain ainsi préparé se dessèche moins facilement et, de plus, est agréable au goût.

La viande ne renferme qu'une faible quantité de chlorures, 1 gramme en moyenne par kilogramme. Elle peut être consommée crue, grillée ou rôtie, sans sel et additionnée de beurre, d'huile, d'un filet de vinaigre, de jus de citron et même un peu de moutarde. Il faut donner la préférence aux viandes de bœuf ou de mouton et, parmi les viandes blanches, à celle du poulet. La viande de veau, contrairement à l'opinion généralement admise, est de digestion difficile et quelquefois très mal supportée par certains estomacs.

Des préparations très répandues sont les extraits de viande : ils contiennent une proportion assez considérable de sel. Ainsi le plus connu de ces produits est l'extrait Liebig, qui renferme près de 20 grammes de sel pour 1.000, d'après G. Pouchet. Les sucs et jus de viande préparés par différents spécialistes sont généralement assez riches en sel. Tous ces produits doivent donc être proscrits du régime.

Mais les aliments qu'il faut formellement interdire, ce sont les conserves, les viandes salées ou fumées et les différentes espèces de charcuterie. Certains de ces aliments renferment une quantité considérable de chlorures. Ainsi, d'après Munk et Ewald (1), la viande de porc salé contient 5 grammes de chlorure de sodium, le hareng 14 grammes, la morue 8 gr. 5, les anchois 20 grammes pour 100. Le caviar, d'après König (2), en contiendrait 6 gr. 02 p. 100.

Les poissons d'eau douce, dont la chair ne contient qu'une quantité minime de chlorure de sodium, peuvent entrer dans le régime, alors qu'il faut proscrire les poissons de mer, dont la teneur en sel est très forte. Par exemple, l'aiglefin (poisson, de mer) contient 4 gr. 3 de chlorures par kilogramme, tandis que le brochet (poisson d'eau douce) n'en contient que 0 gr. 3. Les poissons seront préparés frits ou au court bouillon.

Les œufs ont une faible chloruration. Un œuf de poule, dont le poids est de 35 grammes, renferme, d'après la moyenne des analyses de Bunge et de Voit, 0 gr. 25 de chlorures. Les œufs doivent être frais et on les absorbera crus ou à la coque, sans sel.

Le beurre frais, ainsi que la crème fraîche, et une petite quantité de fromage frais sans sel peuvent être prescrits. On défendra, bien entendu, le beurre salé, qui renferme 80 grammes de sel pour 1.000.

Les pommes de terre constituent un aliment précieux dans le régime déchloruré. On peut les donner cuites au four ou rissolées avec du beurre, bouillies, en salade ou en purée avec un peu de lait.

Le riz, qui peut se préparer de multiples façons, surtout au sucre, au lait ou en entremets variés, est un aliment toujours bien accepté par le malade.

(1) Munk et Ewald, *Traité de diététique.* Traduction française, page 147.
(2) König, *Die menschlichen Nahrungs und Genussmittel,* 1893, Bd. II, p. 128.

                                                                11

On peut donner également les petits pois au beurre ou au sucre, les carottes, les poireaux cuits en asperges, la chicorée, la laitue, les haricots verts, le céleri, les artichauts, les salades à l'huile et au vinaigre (1).

La gelée, appelée par les cuisinières glace de viande, peut, si elle est préparée sans sel, être d'une précieuse utilité dans l'alimentation déchlorurée ; elle donnera du goût aux sauces et aux légumes sur lesquels on la fera fondre.

Cette gelée, préparée avec 1 kilogramme d'os de veau et 1 kilogramme de jarret de veau pour 3 litres et demi d'eau, avec des abatis de poulet, des légumes de pot au feu et des carottes en abondance, est réduite de façon à ne plus donner qu'un total de 250 centimètres cubes. Il n'entre que fort peu de chair musculaire dans les substances qui servent à sa fabrication et elle ne contient, pour ainsi dire, pas de matières extractives ; elle ne renferme que la petite quantité de chlorures naturels contenus dans les substances qui entrent dans sa composition. En employant chaque jour 30 ou 40 grammes de cette gelée pour les préparations culinaires et en joignant à son usage celui de l'estragon, du thym, du laurier, de l'oignon, du persil, on arrive à donner à certains mets une saveur qui fait très bien oublier l'ab-

(1) Voici la teneur en chlorure de sodium pour 1.000 de quelques-uns de ces aliments usuels :

Lentilles.	d'après König	1,4
Pois	— —	0,68
Pommes de terre	— —	0,8
Haricots	— —	0,5
Seigle	— —	0,098
Riz.	— —	0,07
Farine de froment.	— —	0,05
Châtaignes.	d'après Moleschott	0,74
Froment.	— —	0,41
Pommes de terre	— —	0,13
Pois	— —	0,44 et 0,67 de KCl.
Fèves.	d'après A. Gautier	0,39
Choux-fleurs	— —	0,10

sence de sel. On compose ainsi des sauces béarnaises, hollandaises et mousselines, qui constituent, pour absorber les viandes, les poissons et certains légumes, un régal que l'on peut permettre aux malades, à condition qu'ils en fassent un usage discret. »

Le bouillon, en raison, de sa forte chloruration, doit être rigoureusement interdit. Privé de sel, il devient fade et ne peut être consommé.

Les potages, en général, dépourvus de sel ne sont guère acceptables. Cependant, on peut préparer, de cette façon, des soupes maigres aux légumes, additionnées d'une petite quantité de pâtes, telles que tapioca ou vermicelle.

Les sucreries et pâtisseries, les fruits (1), soit crus, soit cuits, en compotes, confitures, peuvent être donnés abondamment.

Le chocolat, qui contient, d'après M. A. Gautier, 0 gr. 67 de théobromine pour 100, convient également très bien.

La quantité de boissons à assurer quotidiennement à un malade est d'un litre et demi à 2 litres environ. L'eau ordinaire ne renferme que des traces de chlorure de sodium. Les eaux minérales n'en contiennent également, pour la plupart, que très peu et peuvent être permises.

Le vin, pris à dose modérée, ne présente pas d'inconvénient.

La bière contient une faible proportion de chlorures, 0 gr. 15 par litre.

Le thé, le café (2) peuvent être prescrits et relèveront le goût de l'alimentation déchlorurée.

(1) Voici la teneur en chlorures pour 1.000 de quelques fruits :

Fraises	d'après Moleschott	0,24 NaCl
Cerises	— —	0,14
Groseilles à maquereau. .	— —	0,06
Prunes	— —	0,03
Poires	— —	traces
Pommes.	— —	0
Bananes.	d'après Marcano et Muntz	0,27 KCl

(2) D'après A. Gautier, 1 gramme de cendres de décoction de café donne

Le lait, comme nous l'avons déjà vu, ne doit surtout ses bons effets qu'à sa faible teneur en chlorures, qui est en moyenne de 1 gr. 55 par litre (1). C'est un aliment très utile et qui peut, pendant longtemps, suffire à l'alimentation d'un malade. Cependant, pour assurer la ration d'entretien, le régime lacté nécessite l'absorption de 3 litres et demi de lait, qui correspondent à 2.432 calories ; il contient alors 5 gr. 50 environ de chlorures. Cette quantité de sel peut être trop considérable pour des sujets en état d'insuffisance cardiaque ; de plus, comme nous l'avons vu, la quantité d'eau introduite dans l'organisme par ce régime amène chez les sujets pléthoriques une surcharge de l'appareil circulatoire, qui n'est pas sans présenter de graves inconvénients.

D'un autre côté les malades souvent ne peuvent pas supporter pendant longtemps le régime lacté absolu ; ils finissent par s'en lasser et en éprouver du dégoût. Aussi l'alimentation déchlorurée, plus riche, plus variée et en même temps plus efficace est habituellement préférée et acceptée avec plaisir.

Enfin on a prétendu, et certains auteurs prétendent encore, que la suppression du sel dans l'alimentation peut avoir certains dangers et provoquer, entre autres, de l'albuminurie. De nombreuses observations, suivies pendant longtemps, ont bien mis en évidence la tolérance de l'organisme pour la diète chlorurée. Le taux de l'albuminurie, loin d'augmenter, diminue sous son influence. MM. Ambard (2), Mayer (3), Widal (4) se sont

o gr. o2 de chlorure de sodium ; une tasse de café donne o gr. 5o de cendres environ et par conséquent o gr. o1 de chlorure environ.

(1) La quantité de chlorures contenue dans les différents laits varie beaucoup suivant leur provenance, la saison de l'année et l'alimentation des animaux. Le lait des hôpitaux renferme de 1 gr. 3o à 1 gr. 8o de chlorures.

(2) AMBARD, Régime hypochloruré observé durant 51 jours. *Bulletin Société de biologie*, 26 février 1905.

(3) MAYER, Observation sur l'urine de l'homme sain, soumis à une alimentation pauvre en chlorure de sodium. *Bulletin Société de biologie*, 26 février 1905.

(4) WIDAL, *les Régimes déchlorurés*. Rapport cité.

soumis eux-mêmes au régime déchloruré pendant une longue période et ont parfaitement supporté, sans le moindre malaise, une alimentation renfermant de 1 gr. 25 à 1 gr. 75 seulement de chlorure de sodium par jour.

La quantité des chlorures alimentaires absorbés par l'homme en excès pour son agrément peut donc, lorsqu'elle devient nuisible, être réduite considérablement ; la diète chlorurée peut être prolongée pendant un long temps sans inconvénient.

Il est facile, connaissant maintenant les aliments qui, privés de sel, peuvent entrer dans la composition du régime déchloruré, d'établir des rations contenant en proportion voulue des albuminoïdes, des hydrates de carbone et des graisses donnant la quantité de calories nécessaires.

Nous empruntons à la thèse de M. Gadaud le tableau suivant, donnant pour les substances alimentaires usuelles la teneur pour 100 grammes en calories, en albuminoïdes, hydrates de carbone et graisses :

ALIMENTS	EAU	ALBUMINOÏDE	HYDRATE de CARBONE	GRAISSE	CALORIES
100 gr. pain déchloruré.	42	6,6	50	0,4	240
100 gr. de viande......	60	20			86
100 gr. de pomm. de terre	76	1,08	20	1,05	107
100 gr. de sucre.......			93		400
100 gr. de beurre.... .	12,5		6,25	81,25	782,5

M. Gadaud a indiqué comme moyenne à prescrire, dans le régime déchloruré, les poids suivants des diverses substances :

Pain déchloruré. . . . . 200 grammes
Viande. . . . . 200 —
Légumes . . . . 250 —
Beurre . . . . 50 —
Sucre. . . . . 40 —
Eau,. . . . . 1 l. 1/2
Vin . . . . 30 centilitres
Café. . . . . 30 —

Ce régime donne environ 1.500 calories et 60 grammes d'albumine, chiffres suffisants pour des malades au repos.

Les quantités de substances alimentaires que nous venons d'indiquer peuvent être variées suivant l'appétit et le goût des malades, et suivant aussi la marche de la maladie.

Les malades arriveront d'ailleurs rapidement à combiner les menus et à estimer la quantité voulue des différents aliments entrant dans leur régime avec assez de précision pour rendre inutile l'emploi de la balance.

Les régimes déchlorurés, que nous venons de passer en revue, comprennent une grande variété d'aliments; ils se prêtent ainsi au goût et à l'aptitude digestive de chaque malade, qui supportera de cette façon facilement la suppression du sel alimentaire.

CONCLUSIONS

La rétention chlorurée est un phénomène constant au cours
de la période d'asystolie; l'ingestion de chlorure de sodium
pendant la crise détermine l'augmentation de l'œdème et l'accentuation de tous les troubles présentés par le malade.

Chez les cardiaques sortant d'une crise d'asystolie, l'ingestion de chlorure de sodium peut provoquer, alors même que les
œdèmes sont presque effacés ou ont complètement disparu,
l'augmentation du poids et la réapparition du pré-œdème, puis
des œdèmes.

La rétention chlorurée a un rôle pathogénique important dans
la genèse des accidents cardiaques. Elle peut déterminer à elle
seule, chez de tels sujets, maintenus au repos complet au lit,
en dehors de tout mouvement et de toute fatigue physique,
l'apparition ou la réapparition des accidents asystoliques, qui,
tantôt, ne font que devancer une rupture d'équilibre circulatoire
probablement en imminence, tantôt se manifestent chez des
sujets en état déjà d'équilibre circulatoire instable.

Tous les cardiaques sortant d'une crise d'asystolie sont loin
de présenter une telle sensibilité au chlorure de sodium, et l'on
voit des malades qui, encore œdématiés, n'accusent aucun trouble
du fait de son ingestion et l'éliminent parfaitement.

*
* *

La rétention chlorurée n'est pas seulement un apanage de la défaillance confirmée du système cardio-vasculaire, mais elle est également, bien en deçà des accidents de l'asystolie, l'expression d'une insuffisance cardiaque plus ou moins marquée ; bien plus, l'élimination des chlorures peut présenter des caractères anormaux, alors même que l'adaptation de l'organisme à la lésion cardiaque paraît encore parfaite.

On peut à cet égard ranger les cardiaques en trois catégories, suivant qu'ils sont à la période d'adaptation parfaite, à la phase des petits accidents cardiaques ou en état d'asystolie complète.

Chez le plus grand nombre des malades dont la lésion cardiaque est compatible avec une existence normale et qui ne présentent aucun trouble fonctionnel, l'élimination chlorurée est également normale et s'effectue comme chez les sujets sains.

Dans la seconde période des cardiopathies, de durée variable, mais habituellement fort longue, les troubles commencent à apparaître : dyspnée d'effort, plus rarement dyspnée au repos, parfois léger œdème malléolaire vespéral, quelques râles dans la poitrine, etc. L'apparition de ces troubles coïncide nettement avec un mode spécial de l'élimination des chlorures, qui est facilement mis en évidence par l'épreuve de la chloruration alimentaire : l'élimination chlorurée est retardée et intermittente. L'organisme maintient encore son équilibre chloruré, mais ne le fait qu'avec peine. C'est là le premier phénomène avant-coureur d'un degré léger d'insuffisance cardiaque.

Plus tard, lorsque les troubles asystoliques s'accentuent, l'élimination chlorurée cesse complètement et fait place à une véritable rétention.

Les variations dans l'élimination chlorurée, au cours des différentes périodes des cardiopathies, dépendent, en dehors de toute lésion rénale, de l'état fonctionnel du système cardio-vasculaire au moment de la chloruration alimentaire.

**

L'étude des modifications de la formule suivant laquelle s'éliminent les chlorures peut donc fournir de très utiles renseignements pour apprécier le fonctionnement du cœur et établir le pronostic et les indications thérapeutiques des cardiopathies. Mieux que les différents procédés proposés dans ce but par les auteurs allemands surtout, la méthode de la chloruration alimentaire nous permet d'évaluer aussi exactement que possible le bilan de la résistance cardiaque.

**

Puisque la rétention chlorurée est l'acte essentiel de toutes les cardiarchies par insuffisance cardiaque, il importe d'en éloigner l'échéance ou tout au moins d'en conjurer les effets. L'élimination des chlorures retenus est la base même de toute médication cardiaque.

Aux cardiaques qui ne se plaignent encore que de légers troubles fonctionnels, il convient de recommander un régime alimentaire régulièrement hypochloruré, avec cure mensuelle de déchloruration et adjonction de moyens thérapeutiques, tels que digitale et théobromine.

Le régime déchloruré peut, dans certains cas, combiné avec le repos au lit, provoquer une débâcle urinaire avec polychlorurie suffisante pour assurer la guérison. Il est alors supérieur au régime lacté, dont la teneur en chlorures est plus forte et qui mettra un temps plus long pour aboutir au même résultat, et qui, pour cette raison, sera quelquefois inefficace.

Le plus souvent, à certaines périodes des cardiopathies, la

diète chlorurée peut être insuffisante à libérer complètement le malade de ses œdèmes, il faut lui adjoindre les moyens usuels de la thérapeutique.

Chez les sujets atteints de lésion mitrale ou aortique avec faible tension, les accidents cardiaques nécessitent l'emploi de préparations digitaliques comme traitement essentiel, suivi accessoirement de l'usage plus prolongé de la théobromine.

Chez les sujets atteints de lésion mitrale ou aortique avec hypertension, chez lesquels la lésion cardiaque s'accompagne habituellement de sclérose rénale, la médication fondamentale consiste dans l'usage de la théobromine, avec emploi accessoire et à intervalles espacés de petites doses de digitale.

L'acétate de théocine peut avantageusement remplacer la théobromine, mais, en raison des dangers qu'elle présente, il ne faut la prescrire que dans les cas désespérés, alors que les autres médications ont échoué.

La diète chlorurée est un auxiliaire utile de l'action de ces différents médicaments et principalement de la digitale.

Le régime alimentaire des cardiaques, à quelque période que ce soit de l'évolution de leur affection, ne doit pas être livré au hasard ni ordonné d'après nos préférences personnelles. La quantité des chlorures que l'on peut permettre sans danger, ne doit être fixée qu'après un examen méthodique et minutieux du bilan des chlorures.

Un cardiaque qui a déjà souffert d'asystolie ne sait jamais à quel moment précis l'usage du sel pourra de nouveau lui être nuisible. Un tel malade, même en état d'équilibre chloruré, doit au moins se préoccuper sans cesse de la chloruration de son régime ; il lui faut savoir qu'il ne doit jamais faire usage d'une alimentation trop salée. C'est un principe d'hygiène dont il ne doit pas se départir.

TABLE DES MATIÈRES

5-10-05 — Tours, Imp. E. Arrault et Cie

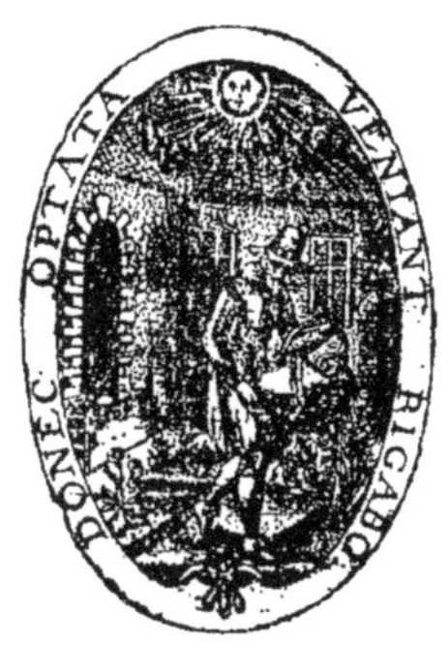

Tours, Imprimerie E. Arrault et Cie